その後もいろいろとくまなく検査しましたが、原因は結局わからずじまい。幸いにも後遺症などが残ることもなく、手足のしびれも半年ほどでなくなって事なきを得ました。

これを機に「そろそろ、健康自慢にもほころびが出る年頃になったか」と思い、「これからは健康管理の意識を持とう」と思い立って、人間ドックを受けました。

49歳の夏。秋には50歳になるという頃です。そこで見つかったのが乳がんでした。これも全然自覚症状などはなく、マンモグラフィーで発見されたのです。しかも左右両胸に同時に……。本当に驚きました。


今や2人に1人ががんになるという時代。乳がんは、女性の9人に1人がかかるとさえ言われています（がん研究振興財団２０２２年データより）。自分の身に降りかかっても、なんら不思議ではないのです。にもかかわらず、「あなたは乳がんです」と言われるまでは、やはり他人事なんですね。50歳くらいというと、乳がん罹患《りかん》者が増える年頃。自分がかかっても不思議ではないのに……。

しかし、思えば脳梗塞の経験がなければ人間ドックには行っていなかったかもしれません。行かなかったら、何の自覚症状もない乳がんは見つかりませんでした。幸いにも早期発見でしたが、私のような「根拠なき健康自慢人間」にとって、実に運が良かったとしか言いようがありません。

50歳の誕生日の翌日に入院して手術。転移がなかったので抗がん剤の治療はせず、手術後は放射線治療と、５年間のホルモン治療を受けました。この経験は「健康とは何か」ということを深く考える大きなきっかけになりました。

社会に出て自分の居場所を見つけることに夢中な20代、仕事や子育てにてんてこ舞いな30代、自己実現が少しずつかなって充実した40代……と、走り抜けてこられたのはひとえに健康だったからです。今思えば、健康管理の意識など持ったこともありませんでした。食事、睡眠、運動、どれも行き当たりばったり。ストレスがたまれば、お酒もずいぶん飲んだものです。

そのツケが一気に表面化するのが50代なのですね。ただ、幸いにもいずれも軽くて済んだのです。「心を入れ替えるのは今しかない」。そう思いながら50代を迎えたのでした。

さて、具体的にどうしようかと思ったとき、出会ったのが「薬膳」でした。「食事が体調管理の大きな柱であるのは理解した。では、具体的にどんな食養生があるだろうか」とさまざまな情報に触れてみました。そんななか、行き着いたのが薬膳だったのです。

薬膳というと、「難しそう」とか「食材が手に入らなそう」「体にはいいかもしれないけれど、おいしくなさそう」などのちょっとネガティブなイメージもあります。私も初めはそう思っていました。「体には良さそうだけど、とても毎日できるものではない」と。

けれど、それはまったくの誤解でした。それどころか、**薬膳こそまさに「誰でも日々実践できる、実用的な食養生」**だったのです。

薬膳は、伝統的な東洋医学の考え方に基づいています。その説くところは**「気候に合ったもの」「土地のもの」「体質に合ったもの」「体調に合ったもの」を食べなさい**、ということです。

人間は大きな自然の中で生かされており、自然と調和したときに健やかさを保てます。したがって、気候に合ったものやその土地が育んだものを食べるのが良いのです。

一方で、人はそれぞれ違う体を持っています。体質も違います。もともと頑健な人もいれば虚弱な人もいる。痩せている人、太っている人、くよくよ気に病む人、頑張りすぎる人……。心身のあり方がみな違いますから、それぞれの体質に合ったものを食べなくてはなりません。

同じ人間でも、昨日と今日、明日では体調が違いますよね。体が疲れた日もあれば、心が疲れた日もあるでしょう。そのときどきの体調にも合わせる必要があります。

こうした薬膳の考え方は非常に面白く、「私という存在は、どのような心と体を持っているのだろうか」と見つめ直すことにつながりました。50歳を過ぎ、少しずつ体力も気力も衰えていくことをいや応なく受け入れなくてはならない世代として、今、そしてこれからどんなものを食べていくべきか――。それを自分自身に問いかけていきました。

そこで行き着いたのが「温活」の考え方です。

東洋医学では、いわゆる生命力である「気」というものが、人を健やかに保つと考えます。そして当たり前のことですが、歳を取れば「気」は衰え、やがて「気」が尽きたときに人は生涯を終えます。

その「気」の一番大きな働きは、「温煦《おんく》作用」といい、体を温めることです。全身の温かい血流を維持し、それによって五臓六腑《ろっぷ》は順調に働き、生命を維持する。けれども歳を取ると、誰でも「気」が衰え、温煦できなくなっていきます。

若いときは「気」があふれ、全身に温かい生命力がみなぎっていますが、歳を取るとそうもいきません。こればかりはどんな気候のどんな土地に住む、どんな体質の人でも変わらないのです。

ここに**「温活薬膳」**というキーワードが浮かんできました。加齢とともに、体を温かく保つことをよりいっそう意識することが大切になってきます。具体的に「手足が冷えると、おなかも冷える」といった自覚がある人は、うなずいてくださることでしょう。

ですが実は、**温活は冷えの自覚がない人でも、加齢とともに重要になる**のです。肩こりや腰痛、眠りが浅い、頻尿、視力の衰え、肌のくすみやシワ、便秘や下痢、むくみ……。血流の滞りによって、より悪化する不調はさまざまです。

加齢による衰えを止めることはできませんが、自分自身に与えられている生命力を十分に発揮して、与えられた命を大切に生きる意義は計りしれません。

少しでもクオリティ・オブ・ライフを長く維持し、健康寿命を永らえるためにも、生活の中に温活を意識していきましょう。

麻木久仁子

Contents

春の薬膳

夏の薬膳

Contents

秋の薬膳

冬の薬膳

その不調、冷えが原因!?

「薬膳」では、伝統的な東洋医学の理論に基づいて、どのような食養生が良いのかを考えます。

まだ西洋医学なき時代、人びとの健康は気候や環境に大きく左右され、今では信じられないほど人の命ははかないものでした。とくに、飢えと寒さは命に直結。いにしえの人たちが身を守るために、どれほど手にしたものを大切に食べたか……。思い浮かべずにはいられません。

幸い、科学は発展。私たちを取り巻く環境は劇的に変わり、少なくとも今の日本で飢えと寒さで命を落とすということは、めったになくなったといえるでしょう。

しかしながら、便利で豊かな現代社会ならではの問題も浮かび上がってきました。

薬膳の視点から見たとき、現代社会における健康上の問題は、

・スピード感が増した環境に適応せざるを得ない**ストレスフル**な社会
・質と量、両面からの適切な**睡眠の不足**
・適度な**運動の不足**
・ダイエットなどをはじめ、**偏った食生活**
・長寿社会ならではの**加齢による体力や免疫力の低下**

といったところでしょうか。

こうした要因はどれも「温め力の低下」につながっており、体のバランスを崩し、東洋医学でいうところの「気（いわゆる生命力）」を削ぎます。「気」こそは、人間の体を滑らかに動かす源であり、温め力のもと。それが衰えることで、

・血流が悪くなる
・水の代謝が悪くなる
・消化機能が弱くなる
・排せつが不調に
・疲労の回復が遅くなる
・気力、根気、やる気がなくなる
・免疫力が衰える

などが起こります。

そういう意味では「温め力の低下」の問題は年齢を問いませんが、加齢による温め力の低下は「すべての人が至る道」といえるでしょう。

不調の程度がひどかったり、長引いたりするときは、東洋医学的対処としては漢方医や漢方薬剤師、鍼灸《しんきゅう》師などの出番です。心当たりがあれば相談することをおすすめします。

体温計で測る体温が日常的に35℃台で、さまざまな自覚症状もある場合は治療の領域でしょう。一方で、薬膳は「治療」を必要とするほどでもないが、温め力の不足によって日常的に感じている軽い不調を整えたり、現在の健康を維持・増進するには何を食べれば良いだろうと考えるものです。

ところで、薬膳の視点ではどんな状態を健康だとするのでしょうか。一言では難しいのですが、しいて言うならば「人と自然との調和、体内のさまざまな機能の調和、心と体の調和といった人体に関わるあらゆることが、それぞれのフェーズでバランスを保っている状態」が健康だといえるで

しょう。

薬膳とは、あらゆる面で調和した体に整えるための食養生。薬膳で自然治癒力を引き出し、未病の段階でバランスを整えることで、体は滑らかに動き、本来の温かい肉体が保たれる。それが薬膳での健康に対する考え方です。

では、体のバランスをどう測ればいいのでしょうか。

薬膳にはいくつかの物差しがありますが、食養生を考えるときには、

1.「陰陽」のバランス
2.「五臓」のバランス
3.「気・血・水」のバランス

の3つを基本にしましょう。1.の陰陽学説と2.の五行学説をあわせて「陰陽五行」という言葉は、聞いたことがあるかもしれませんね。

1.「陰陽」のバランス

陰陽学説に基づく考え方です。とてもシンプルに言うならば陽の力＝温める力、陰の力＝冷やす力です。たとえるなら陽はアクセル、陰はブレーキとでもいいましょうか。二つの相反する力が、つねに押し引きしながら平衡を保っているのです。

そのバランスが、どう崩れているか。つまり、陰に傾く＝体が冷えている、陽に傾く＝熱を帯びているということになります。

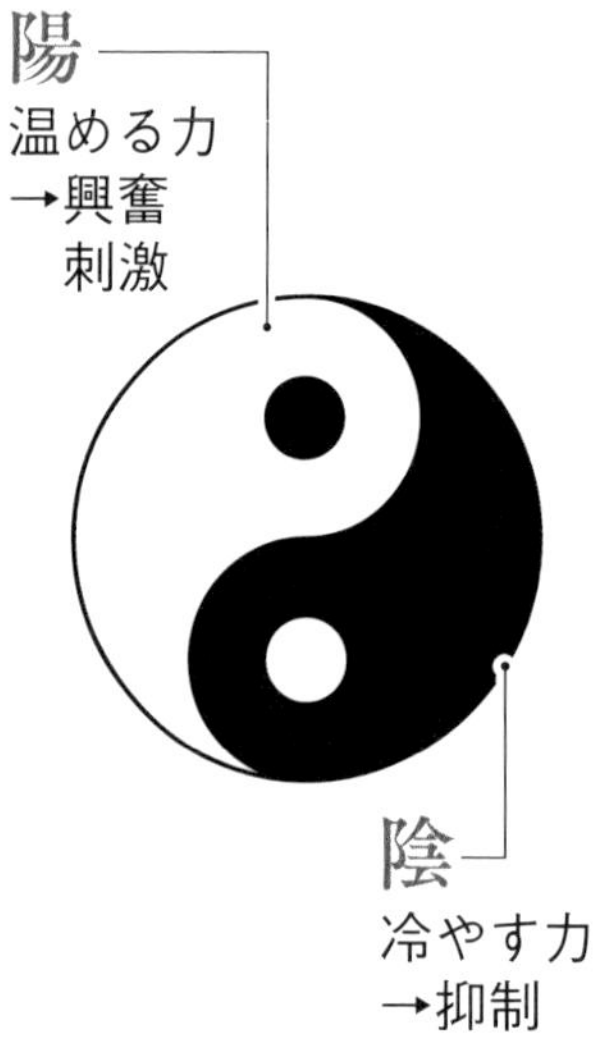

2.「五臓」のバランス

五行学説による考え方です。肝・心・脾《ひ》・肺・腎の五つの臓は、それぞれ補完し合って動いていると考えられています。いわば5人で一つのチームプレーですね。メンバーの誰かが弱ってしまうと、フォーメーションが乱れて不調を招く、とイメージしてください。この五つの臓のうち、どれが不調なのかを見てください。

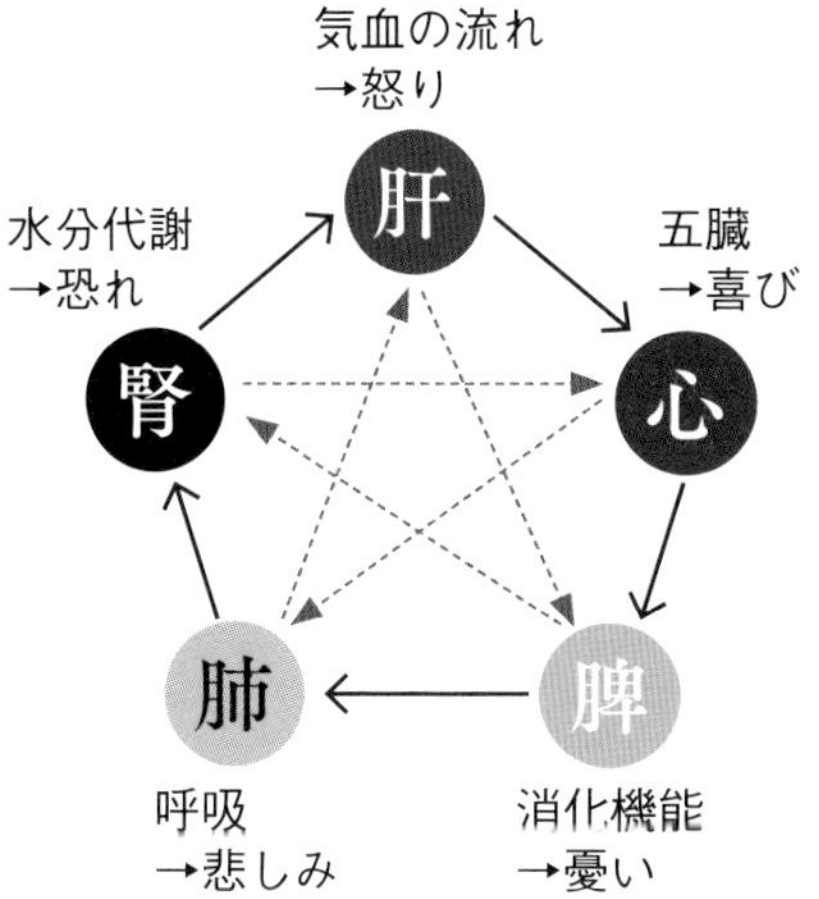

3.「気・血・水」のバランス

体の中では、気の流れ、血の流れ、水の流れがそれぞれ影響し合って体内を整えています。どれかが滞ると、ほかにも影響が出てバランスが崩れていくという考え方ですね。気の流れが滞ると血の流れも悪くなる。あるいは水の流れが滞って、血の流れを妨げるというように。

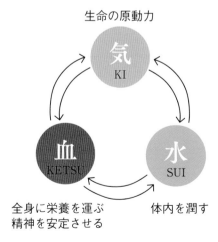

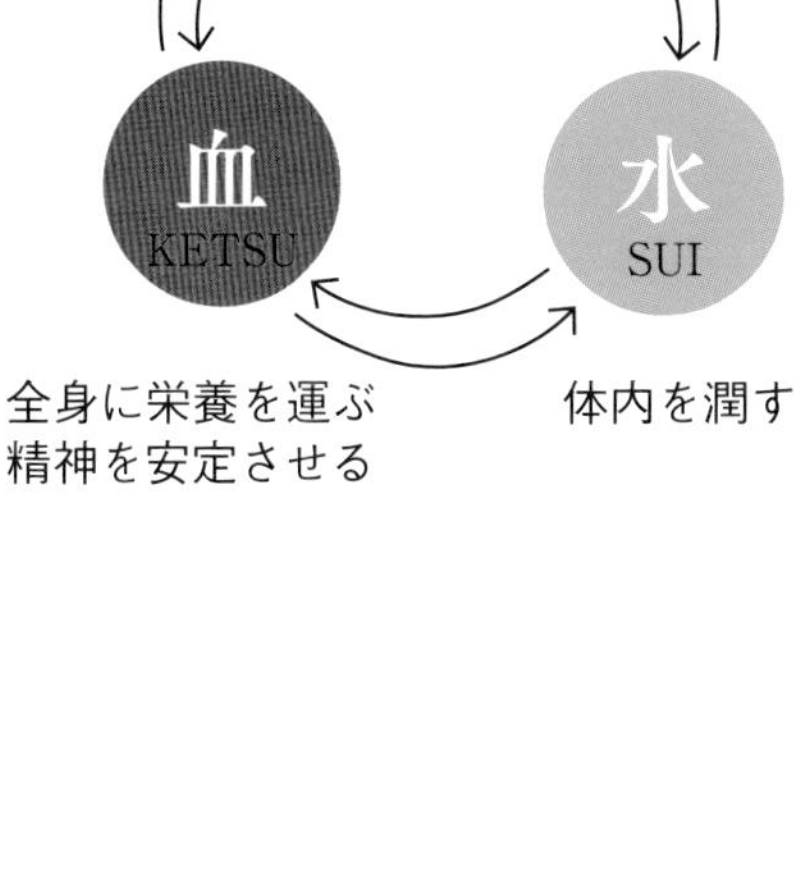

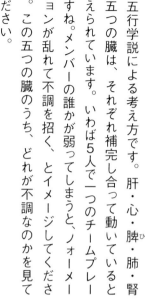

こうして考えていったうえで、足りないものを補うように食べる。もしくは過剰なものを取り去るように食べる、というふうに食材を選んでいきましょう。

ところで、冷えによる不調には具体的にどのようなものがあるでしょうか。

冷えは既述のような体内のバランスが崩れた結果、末端の毛細血管にまで血が流れないことによって起こります。そして、いろいろな形で不調が出てきます。

手足の冷え、腹部の冷えなどは自覚しやすいでしょう。そのほか、次のような症状なども血流の不足＝冷えによることがあります。

・肩こり
・腰痛
・関節痛
・頭痛
・倦怠《けんたい》感
・頻尿
・肌荒れ
・便秘
・下痢
・生理痛
・眠りが浅い
・むくみ
・胃もたれ
・抜け毛
・気持ちの落ち込み

血の流れは気の流れ、という意味の「気血同行《きけつどうこう》」という言葉があります。これは、生命力の衰えやバランスの崩れが血流を阻害し、体のあらゆる場所に不調を招くということです。

冷え性（症）は、西洋医学的には病名ではありません。これらの症状があっても体の深部体温は保たれているからです（深部体温が35℃台に低下すれば、低体温症という病名がつきます）。

でも「病気ではない」と言われても、この不調が日常生活の快適さを阻害し、心地よく過ごせないという事実があり、健康に暮らしたいという思いをくじいてしまいます。

自分の不調の原因が「冷え＝血流の不調」にあるとは思わなかった、という方もおられるかもしれませんね。「温活」というと、「体を温めることはなぜ必要なのですか？」と質問を受けることがありますが、そもそも**生きている限り、体は温かくあるべき**なのです。

生きている体は温かい。「気」が充実すれば、血流がすみずみにまで熱を届けます。体のすみずみまで熱が行き届いてこその健康なのですね。

こうして見ていくと、自分は冷えとは無縁だと思っていても、実はそうではなかったということがおわかりいただけると思います。

とくに加齢によって、体を温める力は確実に衰えます。したがって、**自覚症状がなくても、体を冷やさないように日ごろから気をつけること。適度に温めるのを習慣づけることは**、とても大事になってきます。

温かい体を保つのは「日々の習慣」です。日ごろから「温活」の意識を持つことを習慣づけてください。

あなたの冷えはどのタイプ？

冷え＝血流の不調が原因といっても、必ずしも手足の冷えなどの症状ばかりではありません。実は**「冷え＝自分自身の不調が原因」**だと気づかないこともあります。

まずは、寒証かどうかをここでチェック！　一つでも当てはまれば、冷えを疑って温活してみると良いでしょう。あわせて、冷えの4タイプチェックもしてみてくださいね。

寒証チェック

- □ 手足が冷たい
- □ 腹部が冷える
- □ 寒がりである
- □ いつも顔色が青い
- □ 暑くてもあまり汗をかかない
- □ 下痢や便秘がある
- □ 尿の量が多く、透明である
- □ 胃もたれや腹部膨満感がある
- □ 肩こり、腰痛、膝痛、関節痛がある
- □ 手足にしびれがある
- □ むくみやすい
- □ 肌が荒れたり、クマができたりする
- □ 寝付き、寝起きが悪い
- □ 起床してからやる気が出るまで時間がかかる
- □ イライラしたり、ため息をついたりする
- □ なかなか疲労感が抜けない
- □ 生理前や期間中、生理痛などの不快な症状がある

＊不調が強かったり長引いたりするときは、医師の診察を。そのうえで「とくに病名がつく状態ではない」と診断されたら、このチェックをしてください。

冷えの4タイプ

陽虚《ようきょ》タイプ

体を温める
陽の気が足りない

気滞《きたい》タイプ

気はあるけれど
気の巡りが滞っている

血虚《けっきょ》・血瘀《けつお》タイプ

良い血が足りなかったり
血の巡りが滞っている

水滞《すいたい》タイプ

水の代謝が
滞っている

次ページ以降でチェックし、いちばん多く当てはまるのがあなたのタイプです。同数の場合、両方ともご覧ください。

＊このほか、陰寒内盛《いんかんないせい》（冷たいものの食べすぎやクーラーのあたりすぎなどで、体の中に陰＝寒を取り込みすぎた）タイプも。体内に寒邪《かんじゃ》が居座って、陽気の流れを遮り、血流が悪くなってしまった状態です。
冷たい飲み物や生野菜のサラダ、果物などは、体の陽気を目覚めさせる午前中は控えましょう。午後に食べるか、蒸したりして温かくした状態で。

陽虚
タイプ

体を温める
陽の気が足りない

- □ 全身に冷えがある
- □ 顔色が白い
- □ 足腰がだるい
- □ 疲れやすい
- □ 風邪をひきやすい
- □ 食が細い
- □ 胃もたれがする
- □ 下痢気味である
- □ 頻尿や夜間尿
- □ 夏でも汗をかかない

このタイプは、**もともと虚弱体質**、**病中病後**などのほか、**加齢**によって起こることが多い冷えです。全身の「気」が衰えて体の機能が低下し、熱を生み出す力を失っている状態です。高齢者はみな、このタイプの冷えのリスクがあると思って良いでしょう。無理な運動はせず、散歩やストレッチなどの軽い体操をし、襟巻きや腹巻きなどで体の熱を逃さないようにしましょう。

【おすすめの食材】 ヤマイモ・ジャガイモ・カボチャ・キャベツ・カリフラワー・エビ・ラム肉・牛肉・イワシ・サバ・シイタケなどのきのこ類・クルミ・ナツメ・シナモン・クローブ・フェンネル・火を通したショウガなど。

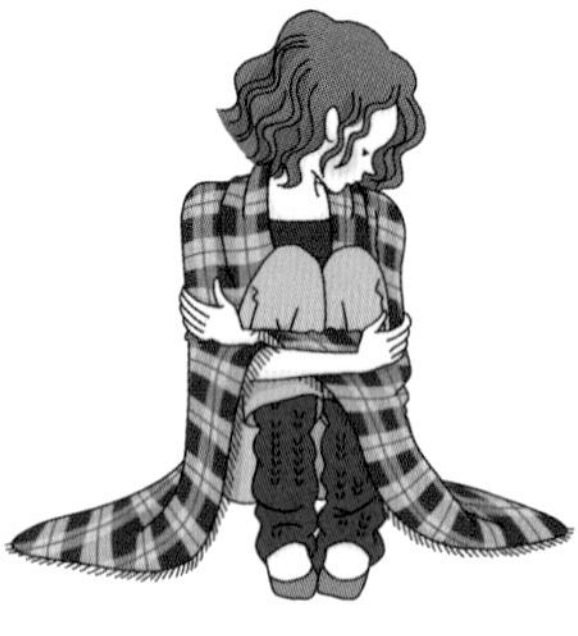

気滞
タイプ

気はあるけれど
気の巡りが滞っている

- □ 下半身は冷えるが、上半身はほてる
- □ 顔色が暗い
- □ よくため息をつく
- □ イライラする
- □ 眠りが浅い
- □ ゲップが出る
- □ 胸のつかえや、喉の異物感
- □ 脇腹に膨満感がある
- □ 生理前に乳房が痛い
- □ 生理痛がある
- □ 便秘や下痢が交互にある
- □ 片頭痛がある

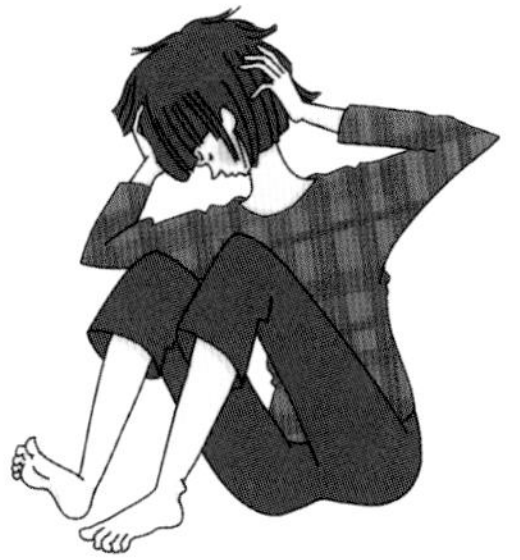

気の巡りの滞りは、**ストレス**によるものです。本来の生命力はあるのに、それが機能しない状態です。自律神経の働きが乱れ、血流にも影響します。

生活環境の中で、ストレスの原因になるようなものは極力避けるようにしましょう。1日の中で、リラックスできる時間を確保することも大切です。

【おすすめの食材】ミカン・チンピ（ミカンの皮）・オレンジ・ユズ・キンカン・ジャスミン・タマネギ・ラッキョウ・エンドウマメ・そばなどがストレスに良いとされています。

血虚・血瘀

タイプ

良い血が足りなかったり
血の巡りが滞っている

- □ 手足の先が冷える
- □ 爪や唇が白い
- □ 目まい・立ちくらみ
- □ こむら返りを起こす
- □ よく夢を見る
- □ かすみ目・疲れ目
- □ 目の下にクマがある
- □ 肩こりや関節痛がある
- □ 生理不順・生理痛
- □ あざができやすい
- □ 下肢に静脈瘤《りゅう》がある
- □ 舌裏の静脈が紫っぽい
- □ 肌がカサカサしている

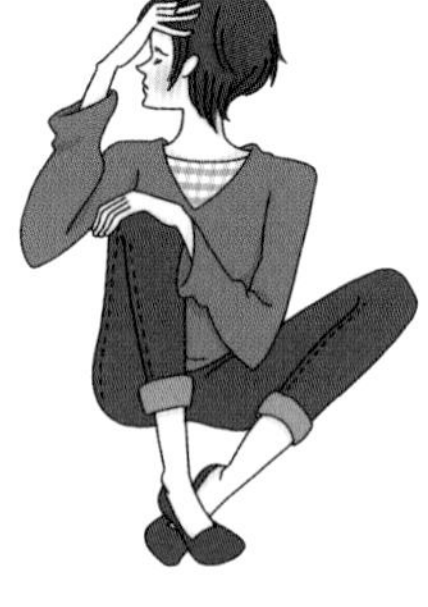

ダイエットといった偏った食生活による**栄養不足や貧血などで、良い血が足りない**、またそれによって**血流そのものも滞っている**状態です。このタイプの冷えは年齢問わず、若い人にも多く現れます。

体の末端が冷えることが多いので、靴下や手袋をつけたり、手や足をお湯につける手足浴などでよく温めましょう。バランスの取れた食生活を心がけることも大切です。

【おすすめの食材】レバー・イカ・タコ・赤貝・ピーナッツ・ホウレンソウ・ニンジン・コマツナ・ブドウ・ライチなど血をつくるものや、ターメリック・ヨモギ・キクラゲ・酢など血の巡りを良くするもの。

水滞

タイプ

水の代謝が
滞っている

- □ 四肢やおなかが冷える
- □ 顔色が黄みがかっている
- □ むくみやすい
- □ 体が重だるい
- □ 脂っこいものや甘いものをよく食べる
- □ 胸がつかえる
- □ 口の中が粘る
- □ 下痢しやすい
- □ 舌の縁に歯の跡がついている

消化や排せつの能力不足やストレスなどのさまざまな理由で**水の代謝がうまくいかず、体に水がたまっている**状態です。体質のみならず梅雨などのじめじめした環境に影響されることも。そうした水の滞りが血の巡りを妨げる、あるいは体に陰が増えすぎて温めきれないといった状態になるのです。

水分のとりすぎには注意。とくに冷たい飲み物はやめましょう。

【おすすめの食材】トウモロコシ・トウガン・キクイモ・ハマグリ・小豆・大豆・黒豆・ソラマメ・ハトムギ・サクランボ・カリンなどが水の流れを整えます。

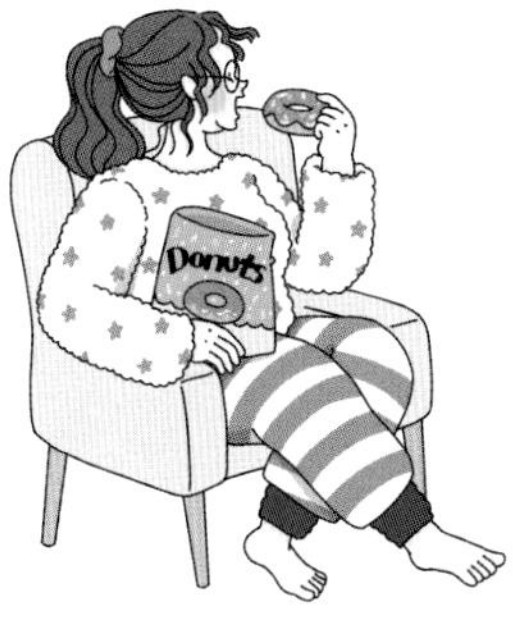

毎日できる冷えとり習慣

季節　時間帯　食材　調理法　入浴　服装　運動

薬膳というと「難しい」「食材の調達が面倒」など、なかなか実行できないという方が多いですね。「体に良くてもまずい、苦い」というイメージも根強いようです。

漢方薬のイメージである「良薬は口に苦し」からきているのかもしれませんが、それらはすべて誤解です。

薬膳というのは、あくまでも日々の食養生です。１日２～３食、３６５日続けられてこそ、健やかな体がつくられるというもの。「季節や気候に合ったもの」「体調に合ったもの」「体質に合ったもの」を「適切な調理法」で食べるのが基本です。

したがって、なかなか手に入らない食材がなくても、日々の心がけ一つで誰でも薬膳を実行できるのです。

たとえば「この頃胃もたれを感じるので、やわらかいおかゆに大根おろしをかけて食べた」とします。胃もたれという体調に合わせて、消化を促進する大根と、消化に良いおかゆを組み合わせた。使った材料は米と大根だけです。

でも、これは立派な「薬膳大根がゆ」。体調に合わせて食材を選んだということが大事なのです。冷蔵庫を開けてみたらたまたま大根があったという理由でおかゆに入れたなら、それは普通の大根がゆですから。

では、季節に合わせるとはどういうことでしょう。たとえば「今日は1日寒風が吹きすさぶなか、外回りの仕事で体が冷え切ってしまった」ので、体を温めるために「いつものみそ汁にショウガをたっぷり入れた」ならば、これは「薬膳ショウガみそ汁」なのです。

いかがですか？　薬膳を身近に感じていただけるのではないでしょうか。

温活薬膳の観点からは「日々の食養生としてさまざまな食材をバランスよく食べつつも、体を温める食材を意識的に増やす。体を冷やす食材は避けるよう心がける」ことに尽きます。

これにはちょっとしたコツが必要ですので、項目ごとにお話ししましょう。

季節

季節の陰陽は、陽＝太陽の日照時間によります。1年の陰陽の変化を感じながら、食材と調理法を選びましょう。

夏至をピークとして、その前後の時期

陽気が多いときですね。基本的には体を冷やす生野菜や果物を食べる必要がありますが、冷えに悩んでいるときは、**蒸したり煮たり焼いたりして調理法を工夫**します。

あるいは1日のなかで太陽が最も高く昇った時間、すなわち陽気が一番強い時間に食事をするのもいいでしょう。

生野菜や果物は、ランチや午後のおやつの時間などに食べるのです。

冬至をピークとした、陽気が最も衰えている時期

気候から与えられる陰の気によって、体がより冷えることを考えましょう。冷たい食べものや生ものは控え、**つねに温かいもの**を食べるよう意識します。

揚げものといった油の多い調理法も、胃腸の負担になって「気」を損ない、温め力の低下につながるので控えめに。蒸す、煮るなどの調理法がおすすめです。

春分や秋分の前後の時期

陰陽のバランスは比較的整っていますので、**体を温めるものも、体を冷やすものも適度に**食べます。

とくに、秋は乾きの季節。体を冷やすものは体に潤いを与えるものも多いため、この時期には必要なのです。

時間帯

1年の陰陽のほかに、1日の陰陽の変化もあります。昼は陽の時間、夜は陰の時間です。陽の時間に体をしっかり燃焼させ、陰の時間に休養をしっかりとるのが大事なサイクルです。

朝

陰から陽へ、いわば車のギアをパーキングからドライブに入れる時間です。「人体という燃焼機関を動かし始める時間」なのです。

そういう目を覚ましたばかりのときに体を冷やすものを食べるのは、温めるために頑張ろうと思ったところに冷や水をぶっかけられるようなものですね。したがって、午前中は体を冷やすようなものはとらず、**陽気の目覚めを促すようなものを食べる**ようにします。おかゆ、スープ、みそ汁、白湯《さゆ》やお茶などです。

冷蔵庫から出したてのヨーグルト、果物のスムージーなどは、栄養価としては優れていますが、温活の観点から朝ご飯にはおすすめしません。どれも体を冷やすものだからです。小麦も体を冷やすので、朝はパンをやめてご飯系に。

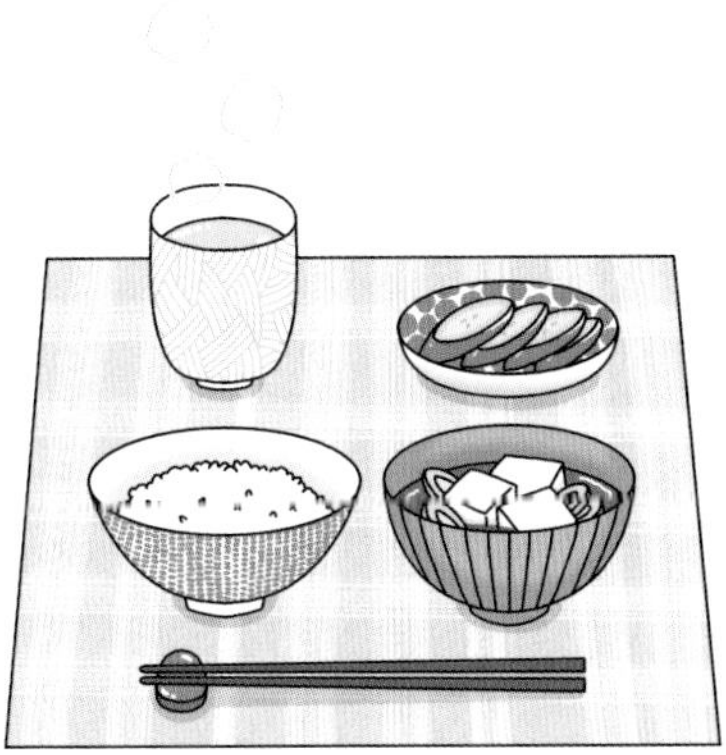

昼

「仕事で出かけているので外食が多く、薬膳は実行できない」という方も大丈夫です。「何のために、何を食べるか」が薬膳のポイントですから、外食でも薬膳を実行できますよ。

飲み物は、冷蔵庫から取るのをやめましょう。最近は、常温のペットボトル飲料も売っていますね。

お茶は、発酵度が高いものほど体を温めるとされています。温活を意識するならプーアール茶や紅茶。烏龍茶は寒熱がニュートラルなので、それも良いでしょう。ジャスミン茶やレモンティー、オレンジティーなど香りの良いものはストレス解消になりますので、心が疲れているときにはおすすめです。夏場は体を冷やす緑茶が良いですが、これもキンキンに冷えたものでなく常温を選びましょう。

そして、**野菜**を食べたいですね。生野菜のサラダは体を冷やしますから、野菜スープなどにすればバッチリです。

そばやうどんなども「冷やし」ではないものを。お弁当を選んだら、カップのみそ汁などを合わせてもいいですね。

食材

薬膳食材事典を見なくてもできる、薬膳の入門的な食べ方があります。

まずは、**赤・黄色・青（緑）・白・黒の5色の食材**をできるだけバランスよく食べるようにします。信号の3色＋白黒です。そして食材は季節のもの、土地のものを優先的に選びます。

そのうえで、**体を温める食材を多めにプラス**。ショウガ、ニンニク、ネギやシソ、ニラ、ミツバなどの香味野菜を常備しておくと便利です。コショウやトウガラシなどの香辛料も体を温めますが、口から火を吹くほど大量に使ってはいけません。いっとき温まっても、胃腸を荒らして「気」を傷つけ、体を温める力を損ないます。

体を温めたいからと、やけどしそうなくらい熱々なものもＮＧ。薬膳では「体温に近い温度帯のものを食べよ」という教えがあるのです。

調理法

蒸す、煮る、焼くを中心に。たとえば「朝は必ずおかゆ」「昼は汁ものをつける」「夜は鍋ものといった簡単でも温まるものを」などを習慣にすれば、自然と温活薬膳になっていきますよ。

入浴

最近はシャワーだけの方も多いようですが、それでは体は温まりません。やはり**湯船に入ることが基本**です。

湯船につかると、体温が上がって毛細血管が広がり、血行が良くなります。熱と酸素がすみずみまで行きわたり、体の代謝活動が促進されて疲労回復にも。湯船の中で受ける水圧が体表だけでなく体の中の血管やリンパへの刺激となり、血流を良くする効果もあります。

40℃の湯に10〜15分つかるのが基本ですが、

リラックスして副交感神経を刺激し良い眠りにつなげるためには、夜はややぬるい湯に長くつかってください。朝は交感神経を刺激し陽気が目覚めるのを促すため、熱い湯に短くつかると良いでしょう。熱めの湯をタライに少々入れて、さっと足裏をつけるだけでもスッキリしますよ。

それでもなかなか体が温まらないときには「温冷交互浴」を試してみてください。38～42℃の湯に3分くらいつかり、18～20℃の冷水を30秒くらい浴びます。これを3～5回繰り返すと、末端の毛細血管が拡張し、血行を促進します。

ただ、血圧が高かったり、その他基礎疾患がある方は刺激が強すぎるかもしれませんので、同じサイクルを手足浴で行ってみてください。末端の冷えが気になる方にもおすすめです。

さらにもう一つ「分割浴」という方法も。42℃くらいの湯船に3分つかり、3分休憩（この間に体を洗ったり、髪を洗ったりする）。これを3セット行います。熱い湯が苦手な人は38～40℃くらいにして、入浴は5分8分3分、間に3分の休憩。心臓に過剰な負担をかけない入浴法です。

服装

とくに、**首とおなか**に服装の工夫をしましょう。首はスカーフなどで守ります。首の後ろは「気が逃げやすい」といわれていますので、しっかりと。

おなかは、腹巻きや毛糸のパンツなどですね。「私の冷えは手足の先の末端だから」と思っても、やはりおなかは温めるようにします。おへそより上、胸の下あたりまで覆うようなハイウエストのものがおすすめです。

五臓がおさまっている胴体を冷やさないよう

にすることで、五臓の機能が守られて「気」がつくられ、温かい体づくりにつながります。「腹巻きや毛糸のパンツはファッション的にちょっと……」と思う方は、胴を温めるということでは、ベストなどでも良いと思います。**オシャレを楽しみながらも、冷えないように工夫**してください。

「足先の冷えが気になって靴下を欠かさない」という方もいると思います。その際は、ふくらはぎまで覆うタイプのハイソックスがおすすめ。第二の心臓といわれるほど血流を左右するふくらはぎですので、冷えないように気をつけましょう。

運動

温かい体づくりには、運動が欠かせないと言われます。

運動中に体温が上がって血流が良くなるのはもちろんですが、実は体の熱というものは骨格筋が約22％、肝臓が約21％、脳が約20％を生み出しています。

熱産生には、筋肉が重要な役割をしているのです。したがって、筋肉量を維持、増強することで、熱を生みやすい体になります。

と言っても、急に激しい運動を始めるより、無理のない範囲で持続的に体を動かすのが良いと思います。**散歩、サイクリング、ヨガ、ストレッチなど無理なく続く運動**を見つけてくださいね。

冷えにくく温かい体づくりは、日々の生活習慣によって成り立ちます。じっくりゆっくり取り組みましょう。

夏でも体は冷えている

薬膳の基本の一つに「季節に合ったものを食べる」というものがあります。季節に合うとは、どういうことなのでしょうか。より詳しく見ていきましょう。

伝統的な東洋医学では、世の森羅万象すべては陰陽の法則に支配されていると考えます。相反する二つの要素が、時に押し合い、時に引き合う。つねに揺らぎながらも、やがてはまた元の位置に戻り、そしてまた揺らぐ。同時に秩序を保っている……。

大自然も、その中にある人体も、つねに変化しつつ揺らぎつつ、それでいてつねに平衡を保ちバランスを回復する状態。それが陰陽のイメージです。

日々は目まぐるしく移ろいつつも、長い目で見れば安定している。それが自然のことわりであり、人体もそうあろうとすれば健やかでいられるという考え方ですね。

この考え方を、1年の春夏秋冬に当てはめてみましょう。

大地に陽気を与えるのは太陽です。その陽気を受け止め、命の実りのゆりかごとなる陰気は、大地に宿ります。1年の間で陽気と陰気が釣り合うのは、昼（＝陽の時間）と夜（＝陰の時間）

が同じになる春分と秋分。陽気が最も強いのは日中の時間が一番長い夏至、陰気が最も強いのは日中の時間が一番短い冬至となります。

陽気に注目すれば、春分から陽気はぐんぐん成長して夏至がピーク。やがて衰えて、秋分を境に陰気に主役の座を明け渡す。冬至に最も衰えたのち、一転して再び成長し、春分に陰気から主役の座を取り戻す――。この繰り返しです。陽気の成長と衰退に合わせて、陰気が宿る大地は芽吹きます。

こうした大自然のサイクルから与えられる陽気や陰気は、人体に大きな影響を与えてきました。昔は暑邪の季節には暑さにやられ、寒邪の季節には寒さにやられ……とダイレクトに影響を受けるなか、体内の「気」がそれに合わせて体温調節をして、体という小宇宙の秩序を守ってきました。

現代は、1年を通じて過ごしやすくなりました。エアコンの普及などで、寒さや暑さで命を落とす人は減りましたが、新たな問題も出てきました。

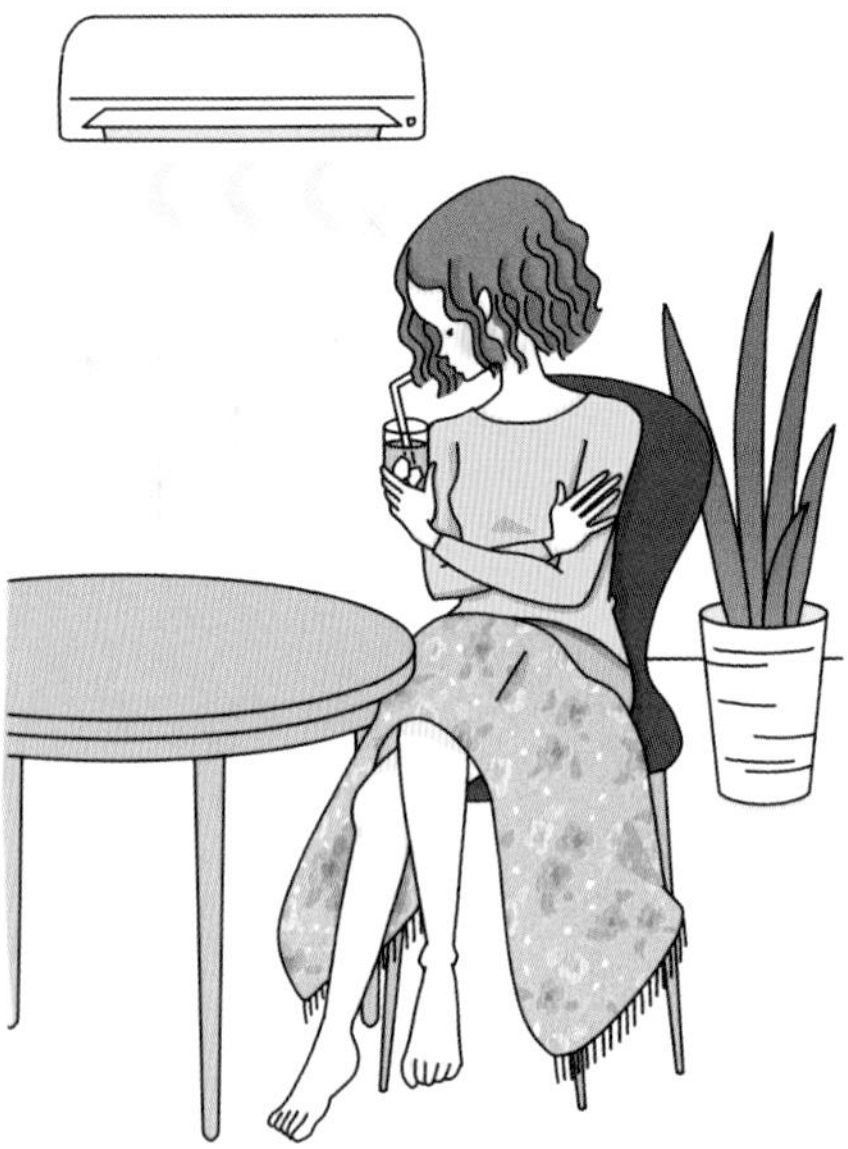

「夏の冷え」もその一つ。自然と歩調を合わせるならば、夏は体を冷やせば良いということですが、冷房や冷たいものの飲食など、今は「冷やしすぎ」のリスクにさらされています。

熱中症に対する用心は必要ですが、たとえば水分補給でも、何も氷の入った冷水でなければいけないことはありません。**外出から帰ったときの1杯のほかは常温にするなど、冷やしすぎには注意**です。

また、首周りやおなかなどは冷房で冷えすぎないように。冬は大事をとって首元にスカーフを巻いたり腹巻きをしていても、夏になると少し油断しますね。

ですが慢性的に冷えの体質に傾いている人は、たとえ外気温が高い夏でも、冷え体質は温存されているのです。

薬膳には「冬病《とうびょう》夏治《かち》」という言葉があります。手足の先が冷えたり、関節痛や腰痛などがひどくなるといった「冬の病」は「夏に治す」という意味です。

まずは**物理的に体を冷やさないように気をつけながら、血流を改善する習慣を夏のうちに整えるということ**。猛暑の中でマフラーをしなさいということではありません。しっかりと湯船につかるとか、軽い運動を欠かさないようにしましょう。

食事も、むしろ夏こそ温かいものを食べて良い汗をかき、血流を促進し、冬に備えること。冷たいものはたまのお楽しみに。

生活習慣も含め、日常的にじっくりと体を温めて、やがて自力で温まる体づくりを目指しましょう。

食材図鑑

陽気を養う	クルミ　エビ　ナマコ イワナ　ラム肉　鹿肉
臓腑《ふ》を温める	ニラ　トウガラシ　ピーマン シナモン　コショウ　花椒《かしょう》 クローブ　フェンネル 黒砂糖　サケ　アジ　マス
気の巡りを良くする	タマネギ　ラッキョウ　そば エンドウマメ　ミカン　ユズ オレンジ　キンカン　チンピ ジャスミン　バラ
血の巡りを良くする	レンコン　ナス　クウシンサイ 黒キクラゲ　おから　ヨモギ チンゲンサイ　酢　ターメリック ウコン　ベニバナ　サフラン

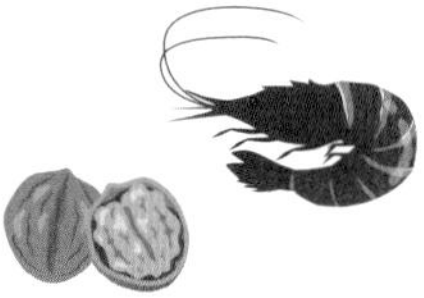

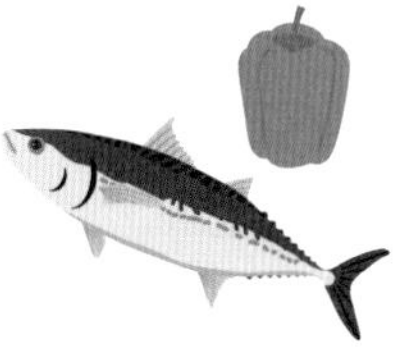

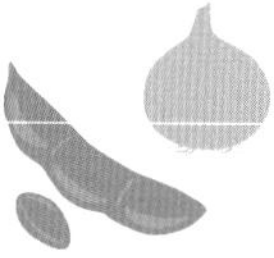

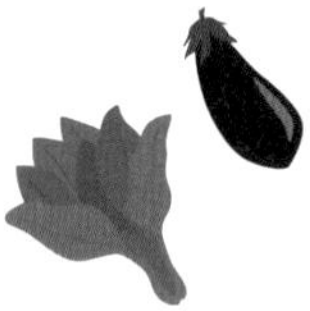

＊シシトウ・パプリカ・八角なども体を温めます。コショウやトウガラシなどは刺激が強く胃腸を荒らすので、使いすぎないように。

体を温める

血を補う

ニンジン　ホウレンソウ
ピーナツ　龍眼肉　ブドウ
ライチ　レバー　豚足
イカ　タコ　赤貝

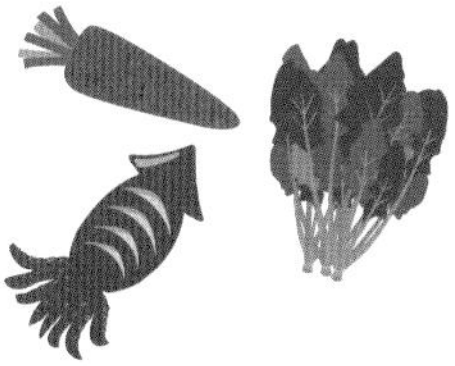

気を補う

ハチミツ　ローヤルゼリー
インゲン　シイタケ　霊芝
クリ　キャベツ　カリフラワー
ジャガイモ　カボチャ
サツマイモ　もち米　フカヒレ
タラ　イワシ　カツオ　スズキ
サバ　ウナギ　ドジョウ　牛肉
鶏肉　薬用ニンジン　ヤマイモ
ナツメ　モモ

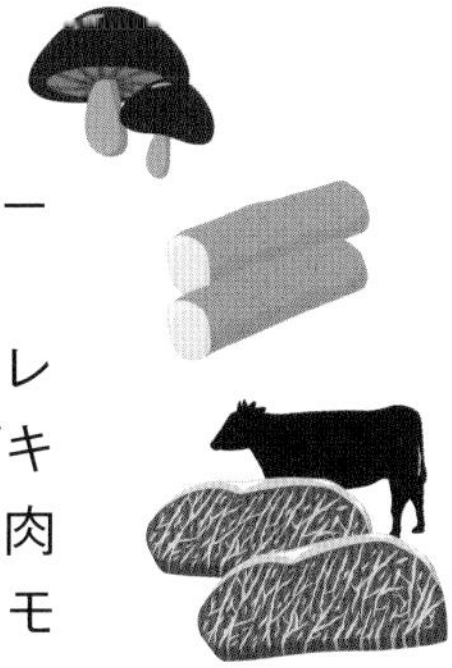

温性

シソ　パクチー　ショウガ
長ネギ　ミョウガ　ミツバ
サクランボ　ウド　酒
マスタード　カラシ　コマツナ
アスパラガス　マツの実
ムール貝　ザクロ　ナツメグ
スターフルーツ　ニンニク
ニンニクの芽　コーヒー

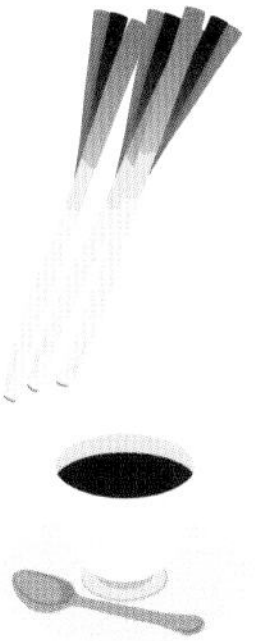

体を温める食材

Pick Up!

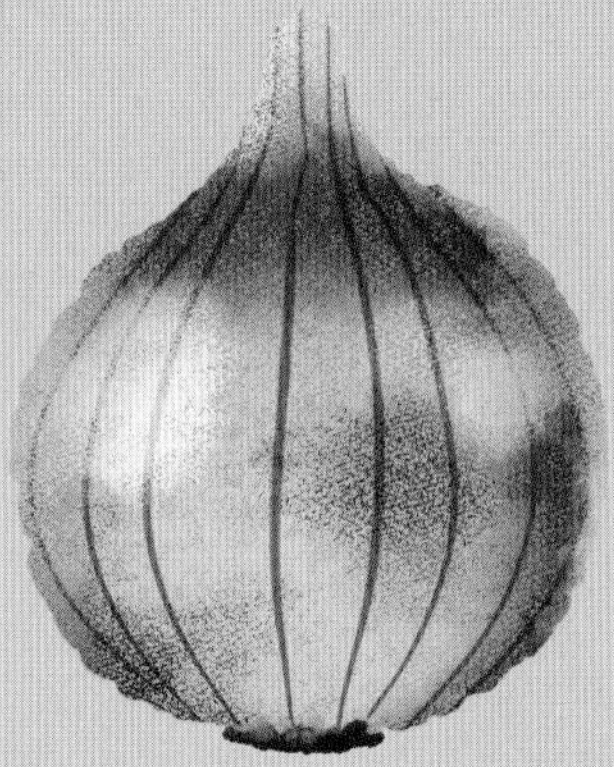

タマネギ

タマネギは日本で栽培が始まったのが明治時代なので、比較的新しい野菜といえます。

加熱すると、一気に甘くなってアメ色に。辛味である「硫化アリル」は、ビタミンB_1の吸収を良くし、疲労回復に役立ちます。胃腸が冷えやすい方、便秘や下痢の方にも。血栓の形成や動脈硬化、高血圧を防いだり、コレステロールの増加を抑える効果もあります。

薬膳では「気を巡らせる食材」とされています。ストレスで食欲がないときにもおすすめです。

ちなみに新タマネギとは、4、5月に早取りしてすぐに出荷したもの。みずみずしくて辛味や刺激臭が少ないのが特長です。

春の薬膳

春は「風邪《ふうじゃ》」の季節。
伸びやかな気持ちになる一方、
イライラや不安定さを
抱える人も多いでしょう。
薬膳では、「発散力」があり、
香りの強い食材をすすめます。

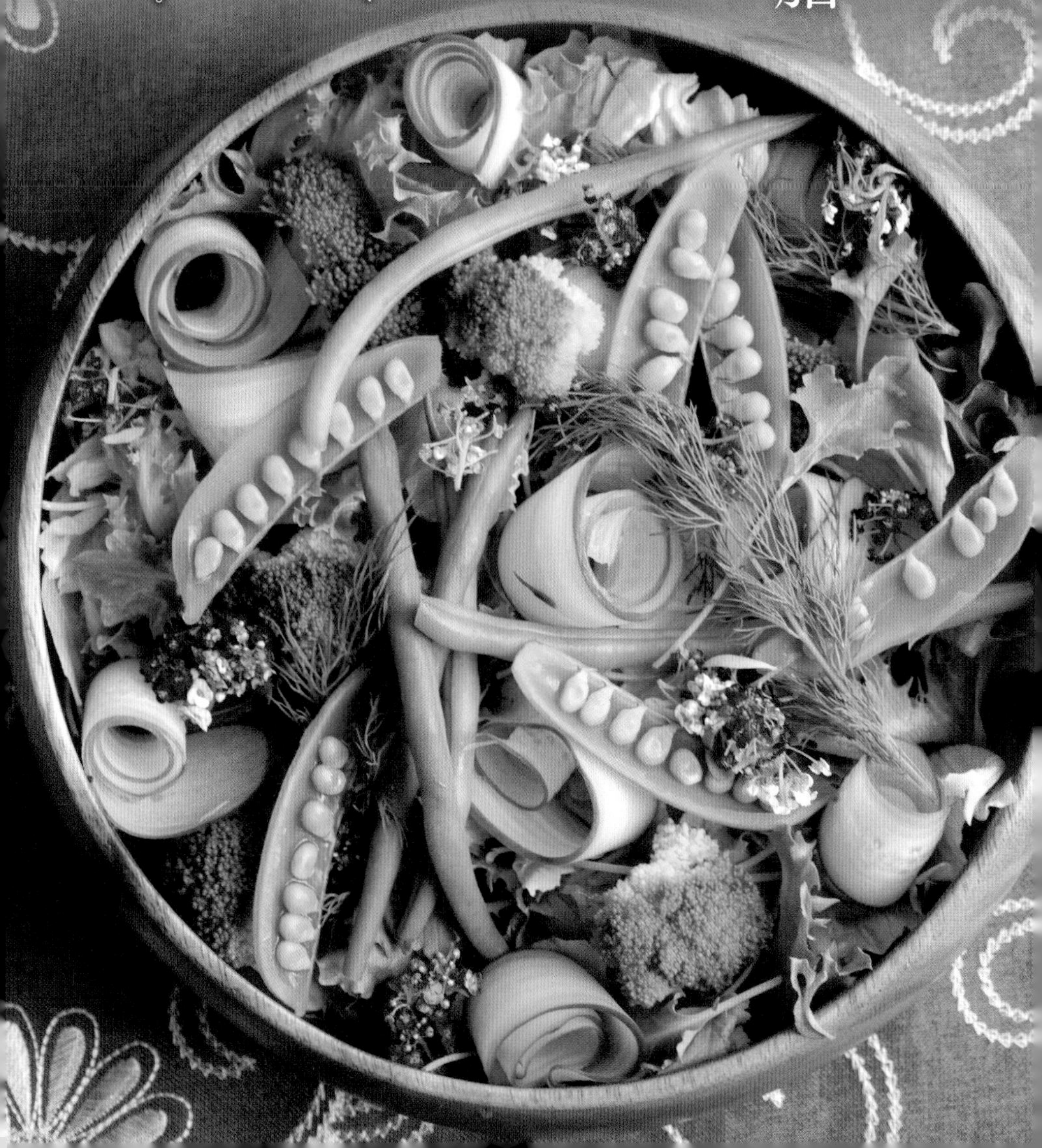

01

春キャベツとアサリのオイル蒸し

春から初夏にかけて旬のアサリ。そのエキスを春キャベツにたっぷりと吸わせます。
汁が絡みやすいように、キャベツは千切りに。
薬膳ではアサリは体を潤し、余分なほてりを冷ますとされています。

材料（2人分）

アサリ……300g
春キャベツ……200g
ニンニク……1かけ
トウガラシ……小1本（大1/2本）
酒……大さじ3
塩……小さじ1/4
薄口しょうゆ……小さじ1/2
オリーブオイル……大さじ1と1/2

作り方

1. アサリは砂抜きする。
2. 春キャベツは4㎜幅の千切りに、ニンニクはみじん切り、トウガラシは小口切りにする。
3. 深めのフライパンにオリーブオイルとニンニク、トウガラシを入れて火にかけ、香りが立ったら春キャベツを入れて炒める。
4. 春キャベツがしんなりしたら、酒、塩、薄口しょうゆを入れ、アサリを入れてふたをし、アサリの口が開くまで蒸す。

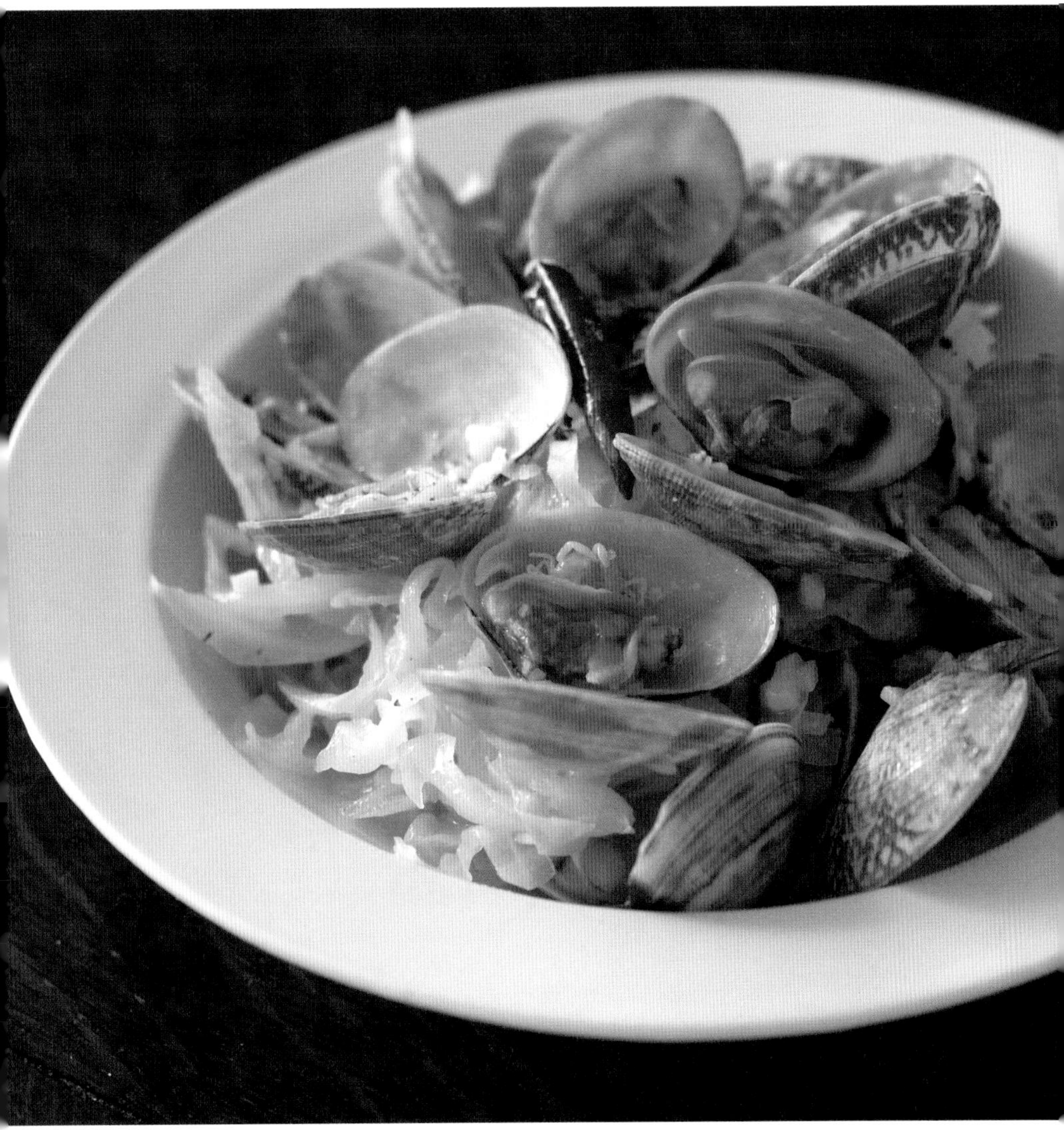

02

香味野菜とイカの炒めもの

「陽の気」を発散させる香味野菜をふんだんに使います。

ネギやショウガ、ミツバのほかにも、パクチー、パセリ、セリ、クレソン、ミント、シソなど、お好みでたっぷり入れてください。

材料（2人分）

イカ……200g
長ネギ……30g
ミツバ……30g
ショウガ……5g
塩……小さじ1/4
酒……小さじ1
薄口しょうゆ……小さじ1/2
みりん……小さじ1/2
ゴマ油……大さじ1

作り方

1. イカは松笠切り＊にして食べやすい大きさにし、塩と酒をもみ込む。
2. 長ネギとミツバは5cmの長さに、ショウガは針に切る。
3. フライパンにゴマ油とショウガを入れて熱し、香りが立ったらイカを入れて炒める。
4. イカにほとんど火が通ったら長ネギとミツバを入れ、鍋肌から薄口しょうゆとみりんを回し入れて、全体をざっと炒め合わせる。

＊斜めに包丁を入れ、格子状に切り込むこと。

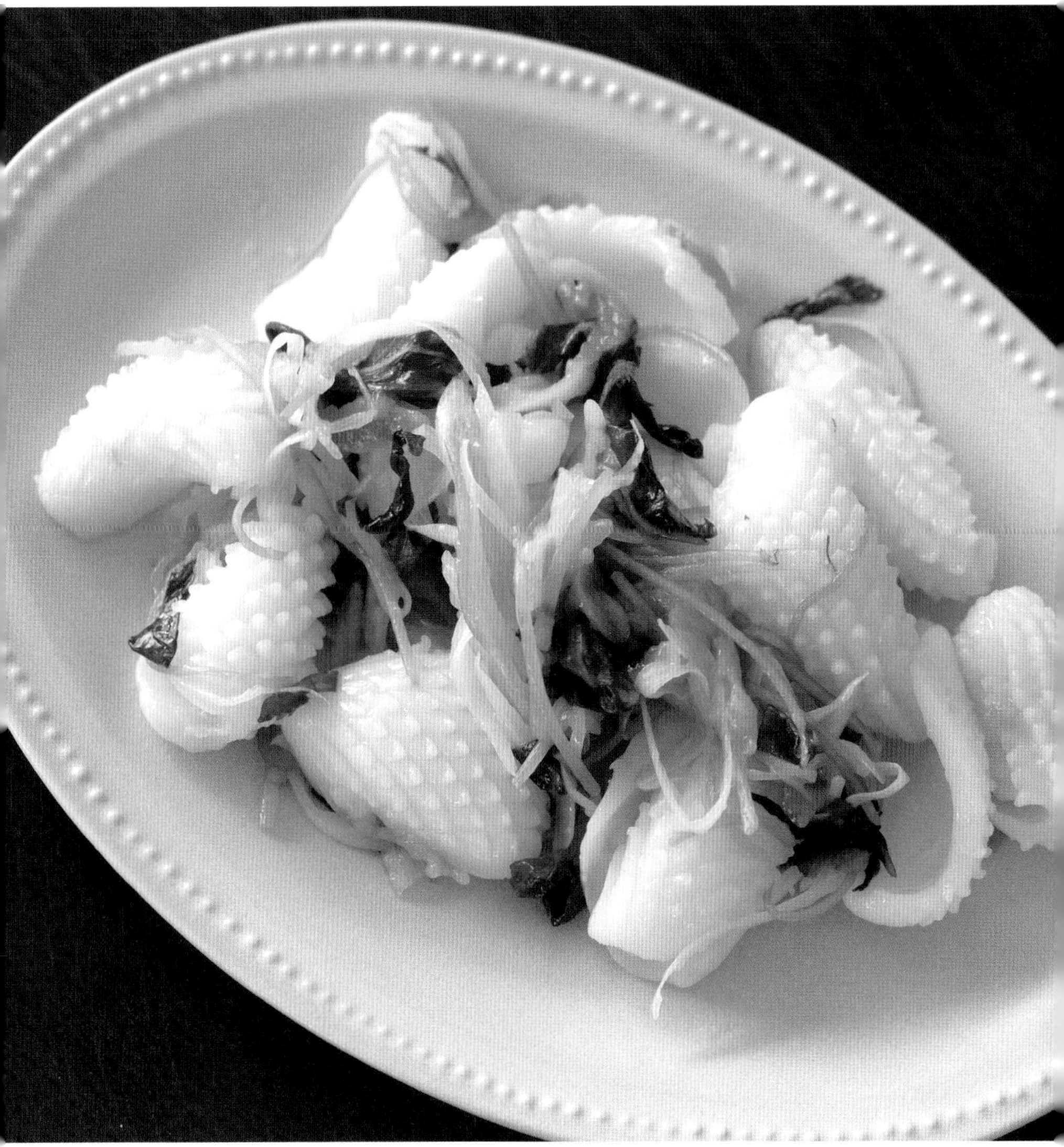

甘夏とベビーリーフとスナップエンドウのサラダ

かんきつの酸味は血行を良くし、気の巡りを整えます。
お好みのかんきつをいろいろと試して、
酸味が強ければメープルシロップを少し増やしてください。

材料（2人分）

甘夏……1個
プリーツレタス……1個
スナップエンドウ……4～5個
ベビーリーフ……1袋
オリーブオイル……大さじ1
ワインビネガー……小さじ2
メープルシロップ……小さじ1
塩……少々
コショウ……少々

作り方

1. 甘夏は皮をむき、ドレッシング用に果汁大さじ2を取り、あとは薄皮をむく。プリーツレタスは食べやすい大きさにちぎる。スナップエンドウはゆでる。
2. オリーブオイル、ワインビネガー、メープルシロップ、甘夏の果汁、塩、コショウをよく混ぜる。
3. 皿にプリーツレタスとベビーリーフ、甘夏、スナップエンドウを盛り付け、②のドレッシングを添える。

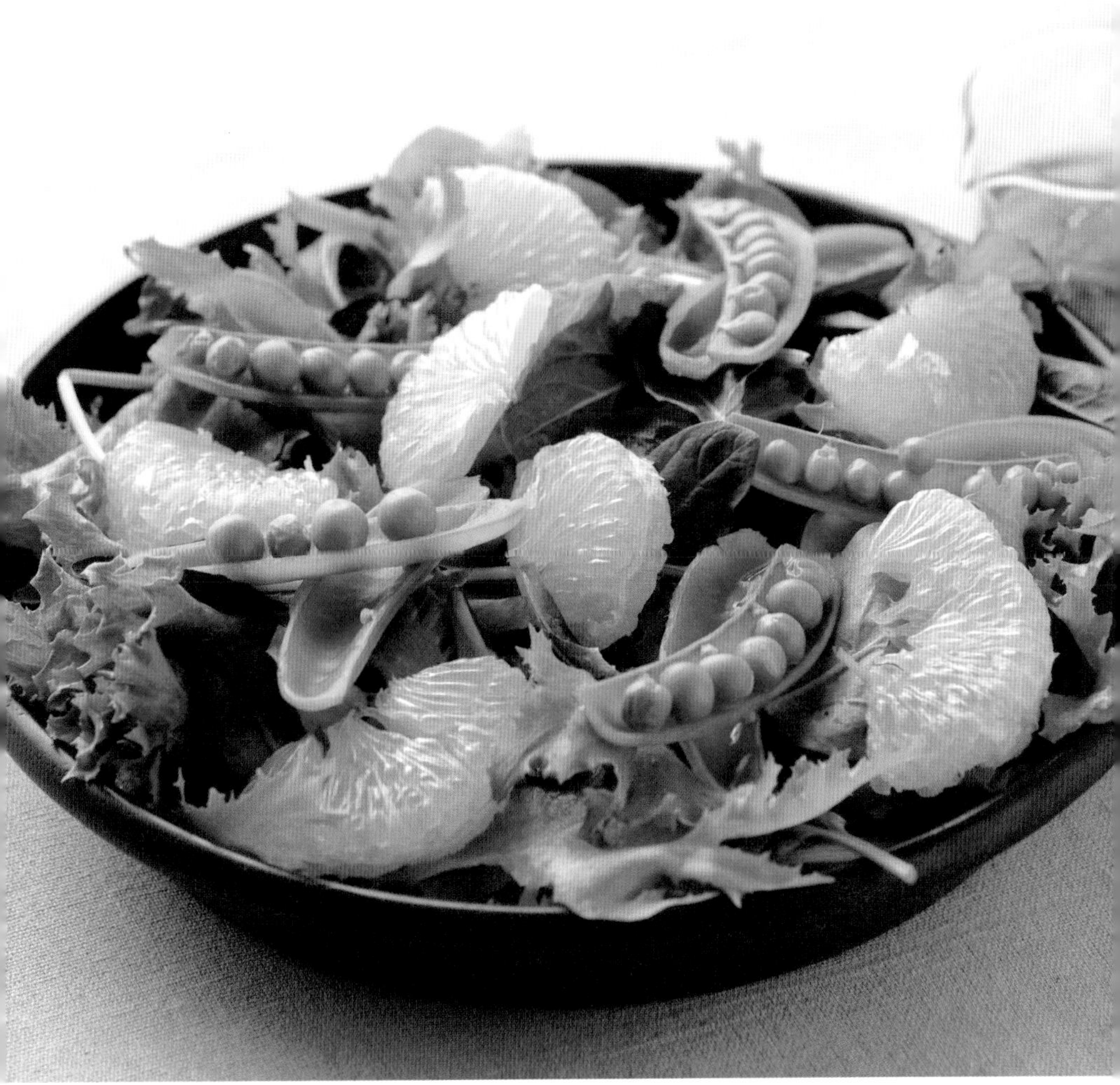

ハトムギ入り5色のチョップドサラダ＊

ハトムギは漢方では「薏苡仁《よくいにん》」といい、むくみ取りなどに用います。ハトムギ茶は身近ですよね。体の中の水の流れを滑らかにします。ここではハトムギをゆでて、たっぷりの角切り野菜とともに、酸味と甘味がほのかなドレッシングで。

＊小さく角切りにした野菜類をドレッシングであえたサラダ。

材料（2人分）

ハトムギ……1/3カップ
ベビーコーン……5本
ブロッコリー……50g
卵……1個
フリルレタス……2枚
キュウリ……1本
プチトマト……4個
ブラックオリーブ（種抜き）……5個
オリーブオイル……大さじ1
白ワインビネガー……大さじ1
メープルシロップ……小さじ1
塩……ふたつまみ
粗挽き黒コショウ……少々

作り方

1. ハトムギはたっぷりのお湯で15〜20分ゆで、ざるに上げる。水が切れたら、オリーブオイル小さじ1（分量外）をかけておく。
2. ベビーコーン、ブロッコリー、卵はそれぞれゆでて、1cmの大きさに刻む。フリルレタス、キュウリ、プチトマトもそれぞれ1cm角に刻む。
3. オリーブオイル、白ワインビネガー、メープルシロップ、塩、黒コショウを乳化するまでよく混ぜる。
4. ①と②、ブラックオリーブを器に盛り、食べる直前に③をかけて、全体をよく混ぜる。

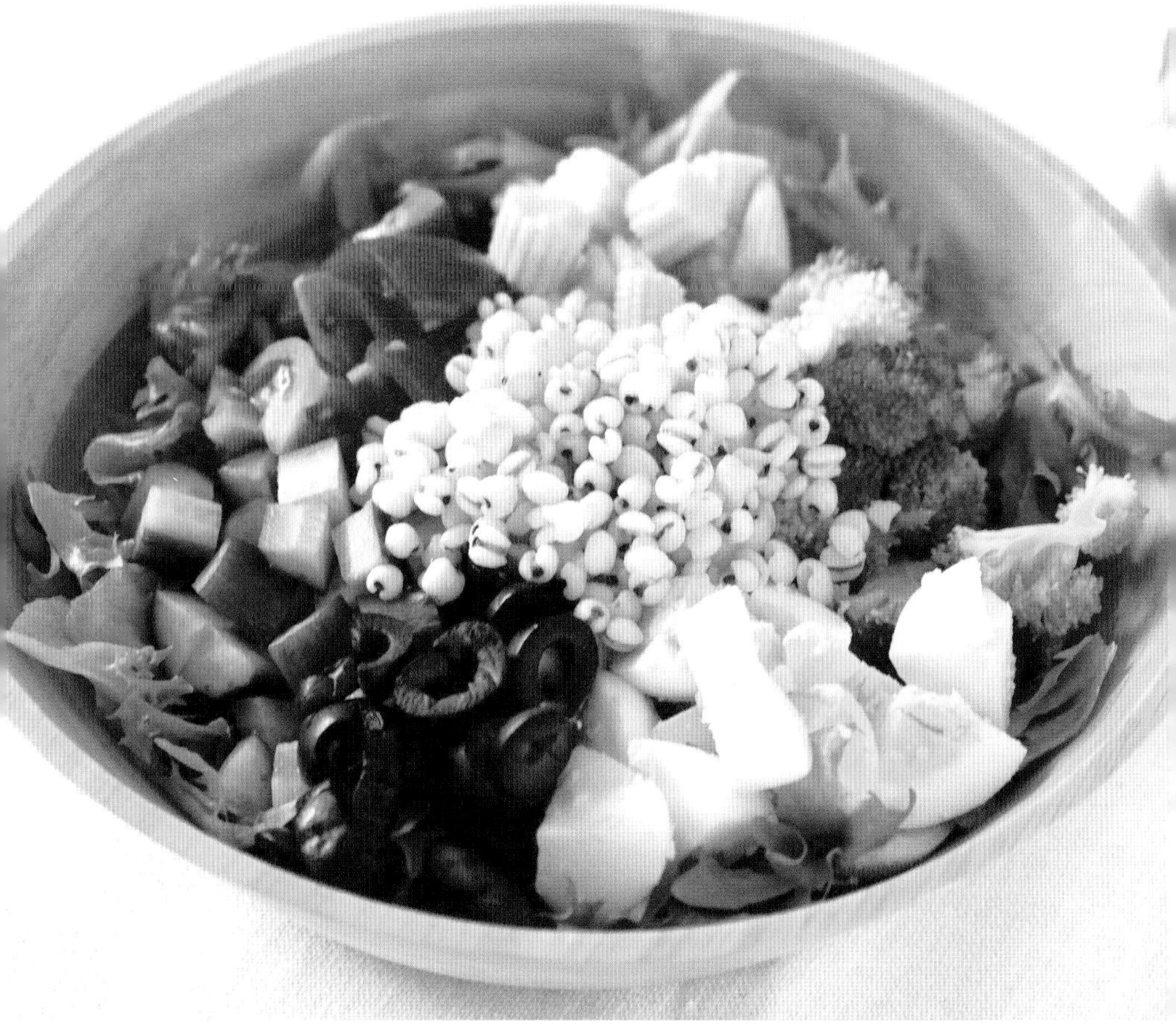

アサリとウドの茶碗蒸し

アサリのうま味とウドのほんのりした苦味に春を感じる茶碗蒸しです。

セリをミツバ、青ジソ、青ネギなどに替えることもできますが、いずれも香りのしっかりしたものを使ってください。

香りは「気」の巡りに良いとされています。

材料（2人分）

アサリ……18個
ウド……20g
セリ……5g
卵……1個
だし汁＊……適量
＊かつお節とコンブの合わせだし汁がおすすめ。
薄口しょうゆ……小さじ1
塩……少々
酒……小さじ2

作り方

1. 小鍋にアサリを入れ、酒を振りかけてふたをして火にかける。アサリの口が開いたら取り出して、身と汁に分ける。
2. ウドは2～3㎜の薄切りにし、水に10分くらいさらしてから2分くらい下ゆでする。セリは3㎝くらいの長さに切り、熱湯を回しかけて、水気をしぼる。
3. アサリの汁にだし汁を足して150mlになるようにする。割りほぐした卵、薄口しょうゆ、塩少々を入れてよく混ぜ、茶こしでこす。
4. 容器にアサリ、ウド、セリを入れ③の卵液を注ぎ入れる。アルミホイルでふたをし、蒸気の上がった蒸し器に入れる。蒸気がやわらかく上がるくらいの火加減（弱火）で、15分蒸す。

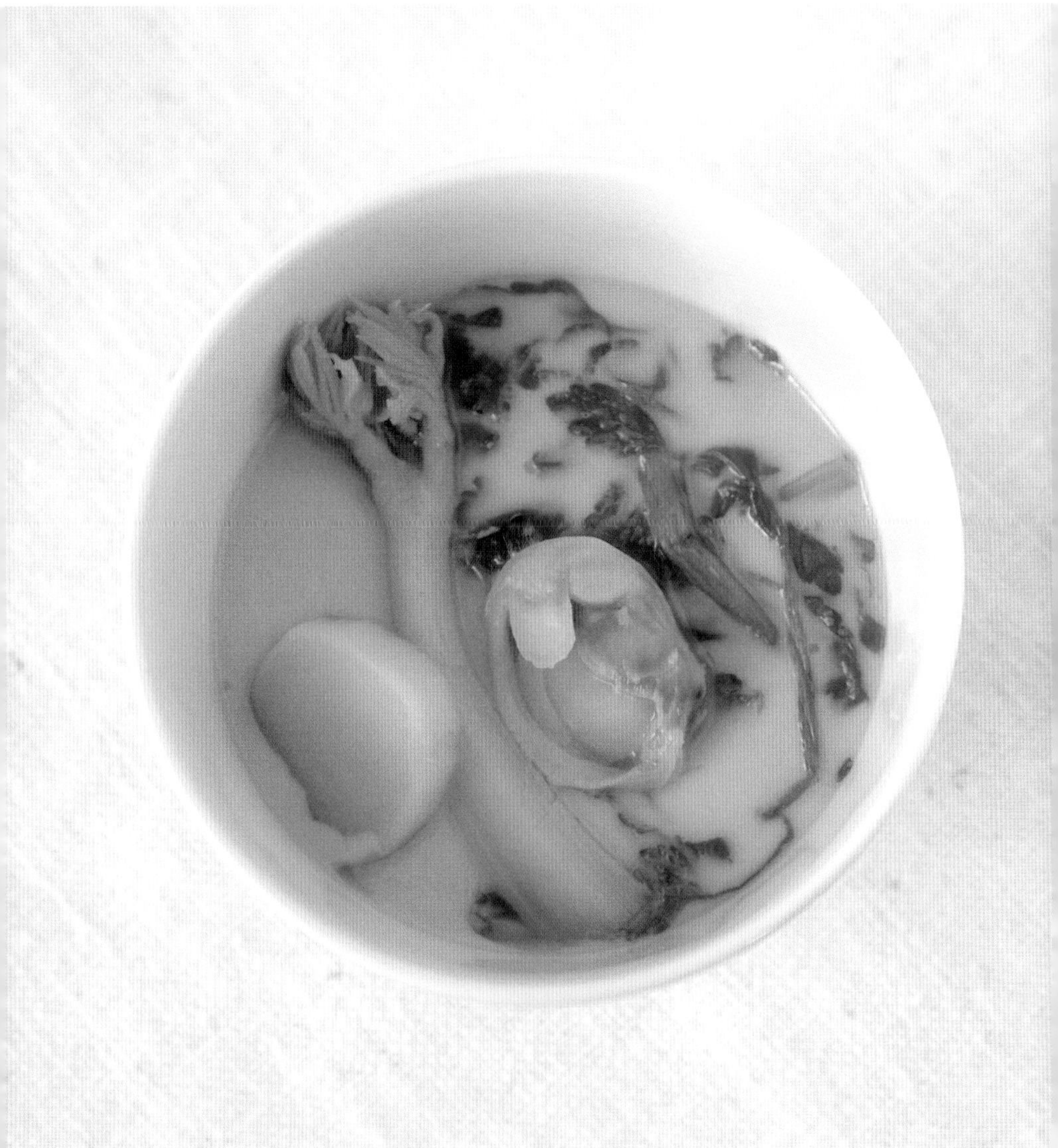

06

鶏とソラマメとピーナッツの炒めもの

薬膳ではソラマメは「脾胃《ひい》の気」を補うとされています。
消化機能を助け、食欲不振に良いのです。
薬膳ではピーナッツは「良い血をつくる」とされ、薄皮ごと使います。
鶏はもも肉からむね肉に替えれば、カロリーオフに。

材料（2人分）

鶏もも肉……150g
酒（鶏肉下味用）……小さじ2
片栗粉……小さじ2
ソラマメ（サヤから出したもの）……100g
ピーナッツ……10g
おろしショウガ……小さじ1/2
植物油……大さじ1
コショウ……少々
◉合わせ調味料
しょうゆ小さじ2／酒小さじ2／みりん小さじ2／片栗粉小さじ1/6

作り方

1. 鶏もも肉は2㎝角に切り、酒と片栗粉をもみ込む。ソラマメは塩（分量外）少々加えて湯で2分下ゆでし、皮をむく。
2. フライパンに植物油を入れて火にかけて熱し、おろしショウガと鶏もも肉を炒める。色が変わったらふたをして火を通す。ソラマメとピーナッツを加え、炒め合わせる。
3. 合わせ調味料を回しかけ、味が絡んだら火を止め、コショウを振る。

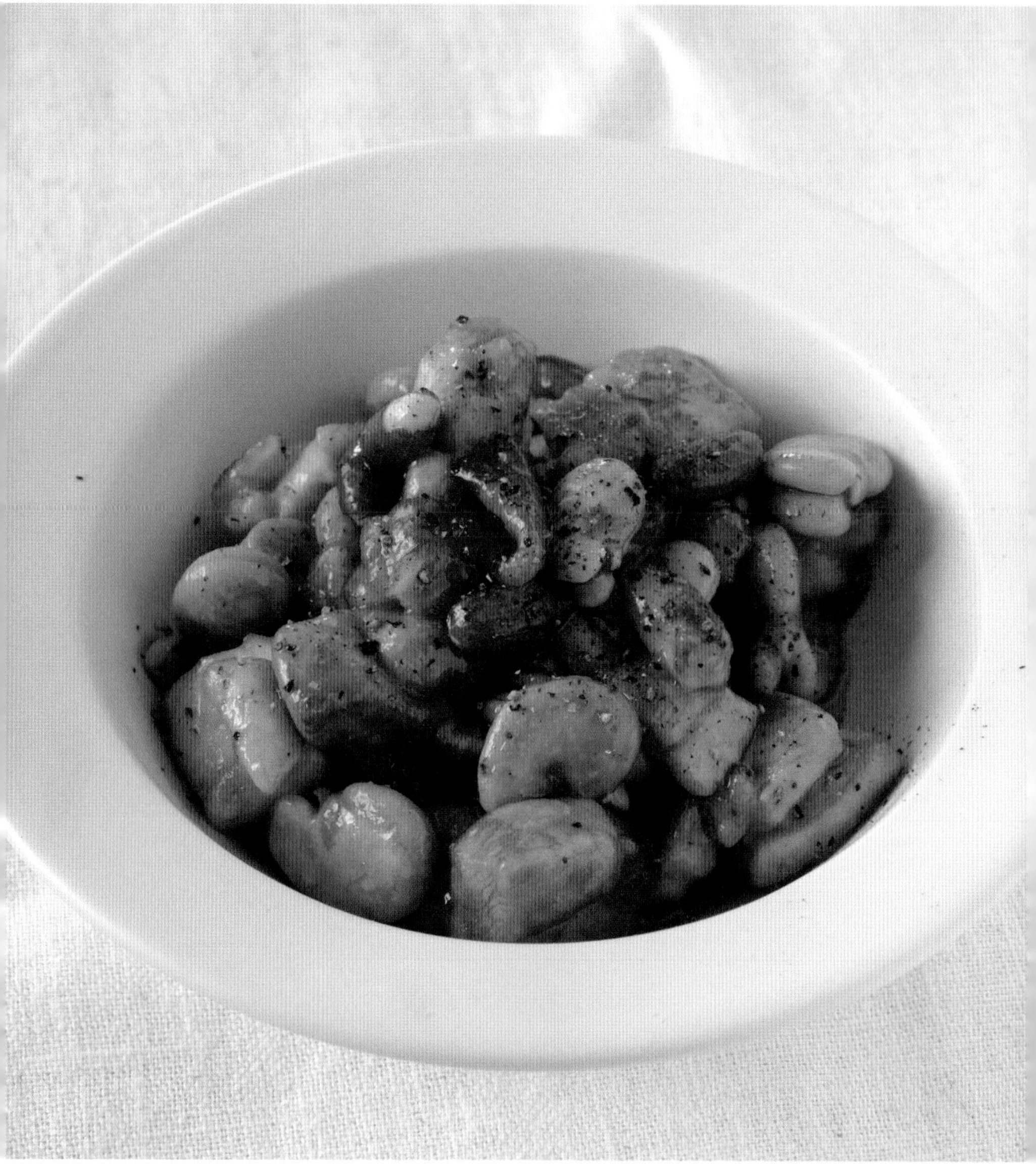

春の青い薬膳スープ

体に優しく、気をしっかりと補えます。

ブロッコリーや春キャベツ、アスパラガス、エダマメ、スナップエンドウなど、緑の野菜の味わいが濃厚なスープ。ジャガイモやベーコンを加えて食べ応えも十分！

材料（2人分）

春キャベツ……50g　ブロッコリー……60g
タマネギ……60g　豆乳……200ml
ベーコン（ブロック）……80g
ブラックオリーブ……1個
赤ピーマン……少々
ソラマメ……1〜2個　エダマメ……適量
スナップエンドウ……2個
アスパラガス……2本　キクラゲ……15g
ディル……少々　ジャガイモ……80g
コンソメ（顆粒）、塩、コショウ、
オリーブオイル、水……適量

作り方

1. 春キャベツとブロッコリーとタマネギは適当な大きさ、ベーコンは3cm角に切る。ブラックオリーブと赤ピーマンはみじん切り。ソラマメ・エダマメ・スナップエンドウ・アスパラガスは塩ゆで。ジャガイモは3cm角に切ってゆでる。キクラゲは千切りにして塩ゆでする。
2. 鍋に水とコンソメ顆粒・春キャベツ・ブロッコリーを入れて煮る。ミキサーで滑らかになるまで攪拌《かくはん》する。
3. フライパンにオリーブオイルとベーコンを入れて弱火でじっくりと炒める。ジャガイモを加えて焼き目をつける。
4. 鍋に②を入れ、豆乳を加えて沸騰させないように温める。
5. 器に盛り、豆類や野菜、キクラゲをあしらい、ディルを添え、コショウを振り、オリーブオイルを回しかける。

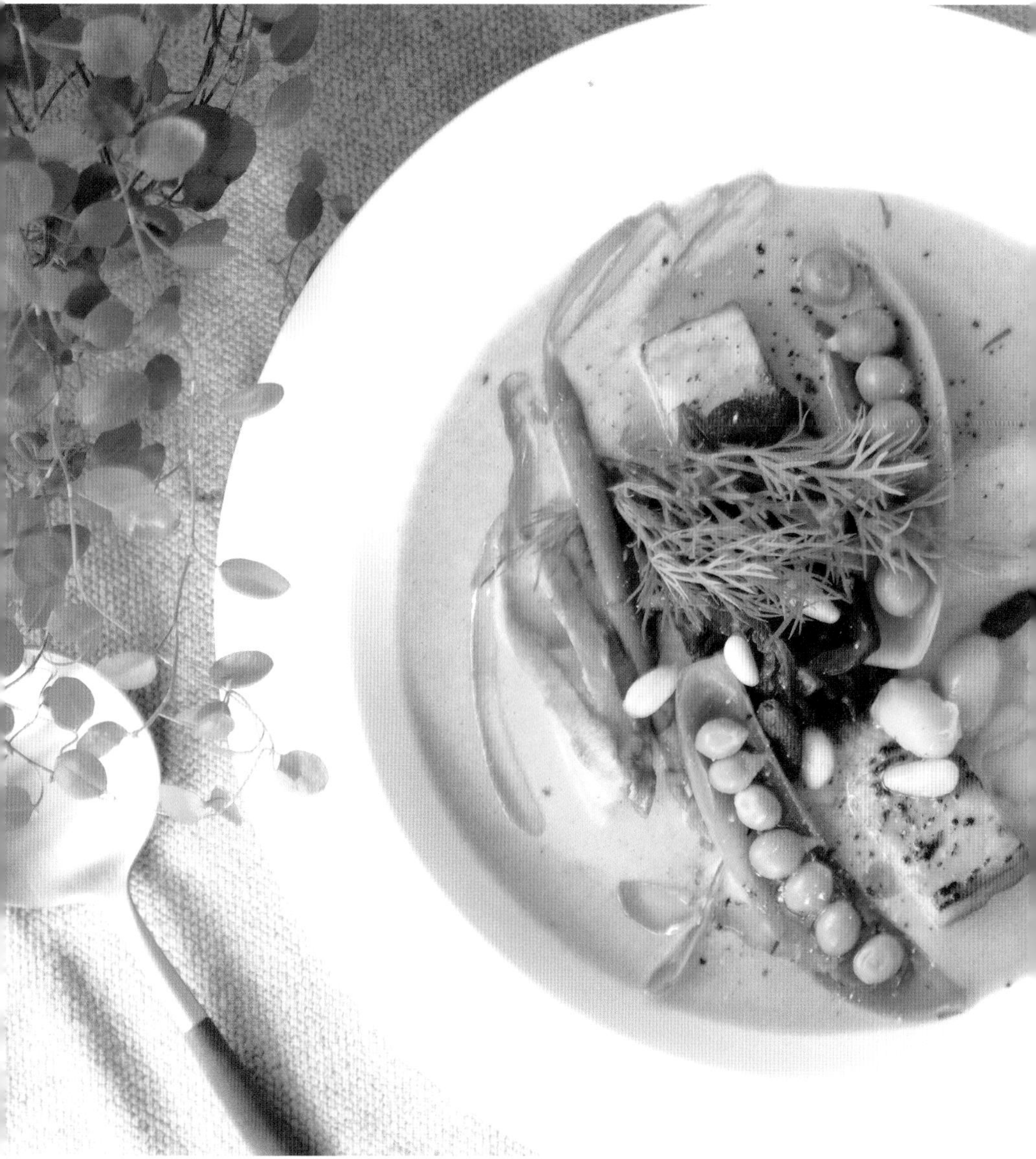

08

ヨモギのドライカレー

ヨモギは『艾葉《がいよう》』といって、漢方薬にも含まれる食材。
「食べるお灸《きゅう》」ともいわれ、とくに女性の経絡《けいらく》を温め、生理痛や冷え性を整えます。
ヨモギの風味がたまらないカレー。冷めてもおいしいからお弁当にもおすすめです。

材料（2人分）

ヨモギの葉（乾燥したもの）……10g（なければニラ）
鶏ひき肉……250g
パプリカ……1個
タマネギ……小1個
パクチー……1束
ニンニク……1かけ
ショウガ……1かけ
カレー粉……大さじ1
コンソメ（顆粒）……小さじ1/2
塩……適量
オリーブオイル……大さじ1

作り方

1. ヨモギの葉を水で戻し、細かく刻む。パプリカ、タマネギ、パクチー、ニンニク、ショウガはみじん切りにする。
2. フライパンにオリーブオイルとニンニク、ショウガを入れて火にかける。香りが立ったら、鶏ひき肉を入れて炒める。肉の色が変わったらヨモギの葉、タマネギ、パプリカ、パクチーを入れて炒める。
3. 材料に火が通ったらカレー粉とコンソメを入れて炒める。味見して塩で調える。

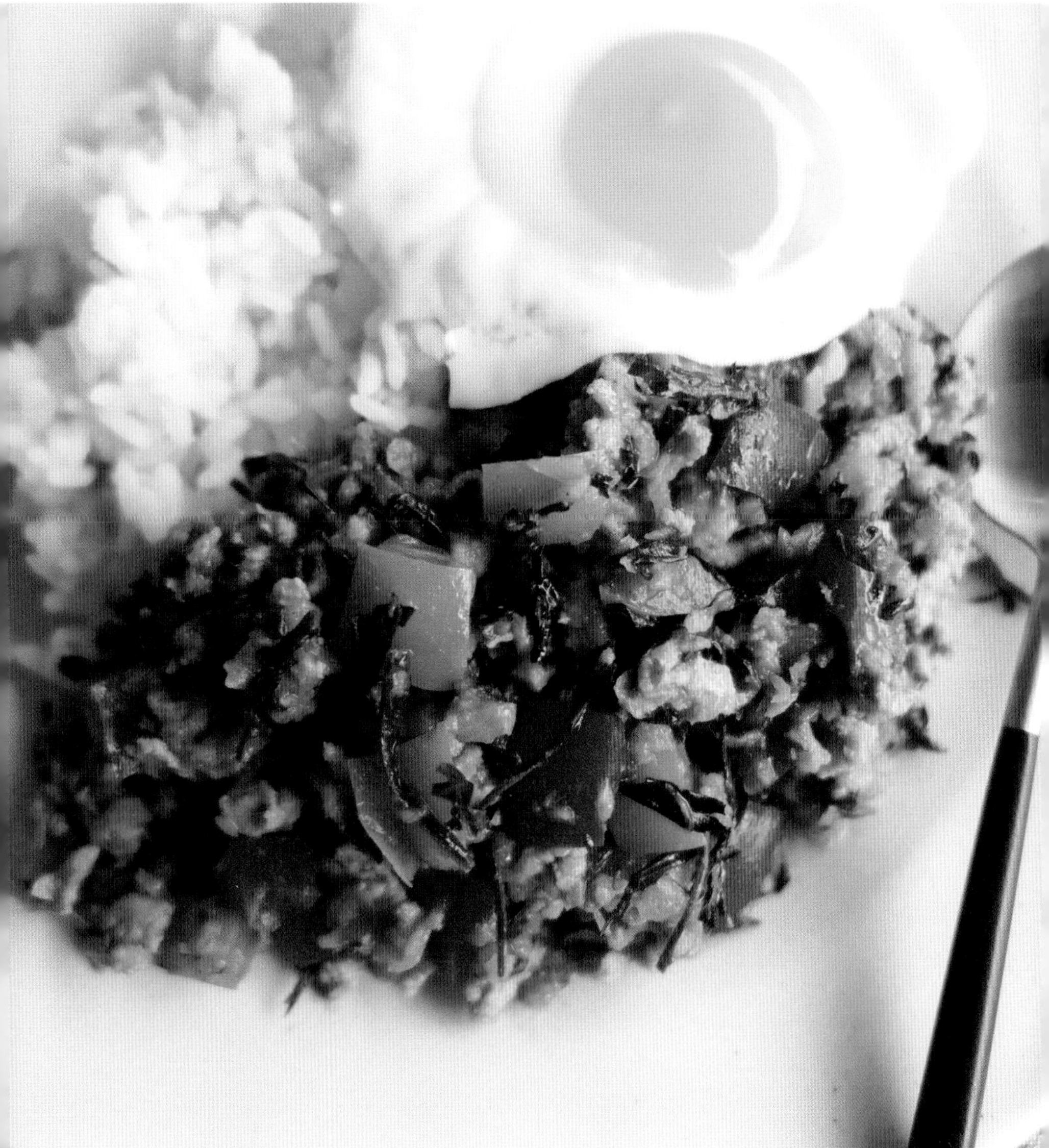

体を温める食材 Pick Up!

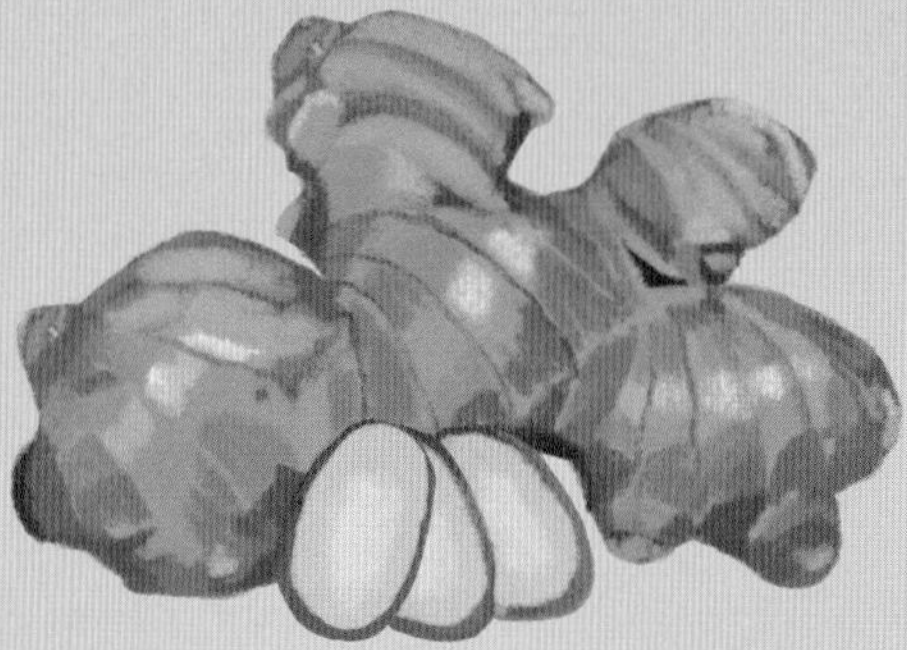

ショウガ

ショウガはインドや中国で、紀元前から薬として利用されてきました。日本での栽培は、奈良時代に始まっています。

根ショウガは、繊維質で辛味が強いですが、根ショウガの上にできた新ショウガ（新しい根の部分）は、みずみずしくて辛味も穏やかです。

辛味のもとである「ジンゲロール」は、加熱すると「ショウガオール」という成分へと変化します。そのほか、「ジンゲロン」といった薬効成分も。これらは体内の血行を良くし、体を芯から温めてくれる効果があります。風邪予防や生理痛の改善にも有効です。

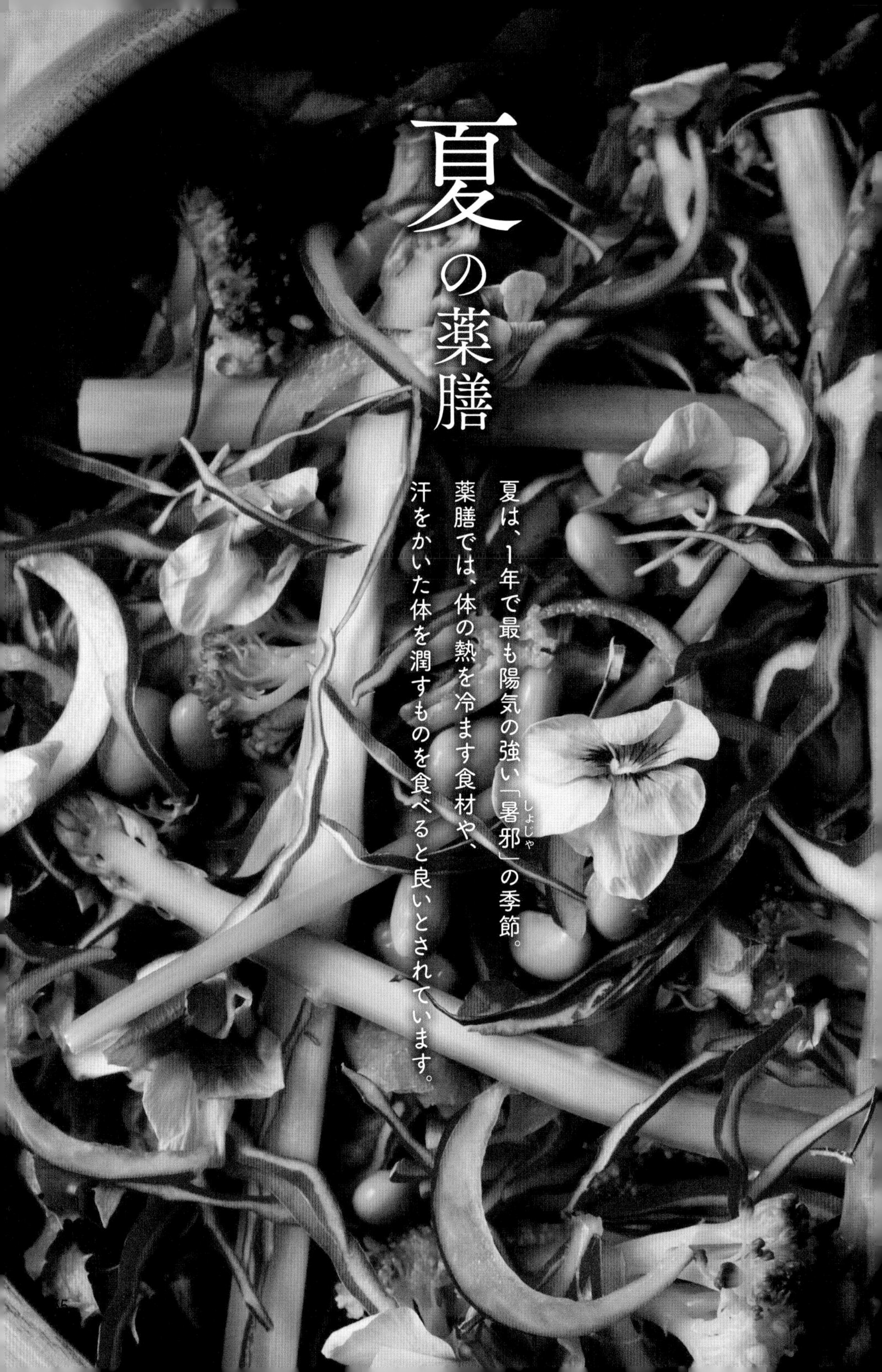

夏の薬膳

夏は、1年で最も陽気の強い「暑邪《しょじゃ》」の季節。
薬膳では、体の熱を冷ます食材や、
汗をかいた体を潤すものを食べると良いとされています。

09

新ショウガのおかゆ

まだ目覚めていない胃腸に優しいのがおかゆ。
じんわりと体を温めて、体のエンジンもかかりやすくなるでしょう。
ショウガは生で使うと悪寒を払い、火を通すと胃の腑《ふ》を温めるとされています。
朝は温かいおかゆで血行を促し、良い汗がかける準備を整えてくださいね。

材料（2人分）

米……1/2合
新ショウガ……20g
（ひねショウガを使うときは10g）
干し貝柱……15g
（100mlの水に半日漬けて戻しておく）
長ネギ……適量
干しサクラエビ……少々
熱湯……600ml
ゴマ油……小さじ2
塩……少々

作り方

1. 米はといで、ざるに上げておく。新ショウガは極細の千切りに、長ネギはみじん切りにする。
2. 鍋にゴマ油を入れて火にかけ、温まったら米と新ショウガを入れて1分くらい炒める。
3. ②に熱湯を注ぎ、干し貝柱を戻し汁ごと加え、弱火で40分煮る。塩で味を調える。
4. 器に盛り、長ネギと干しサクラエビをあしらう。

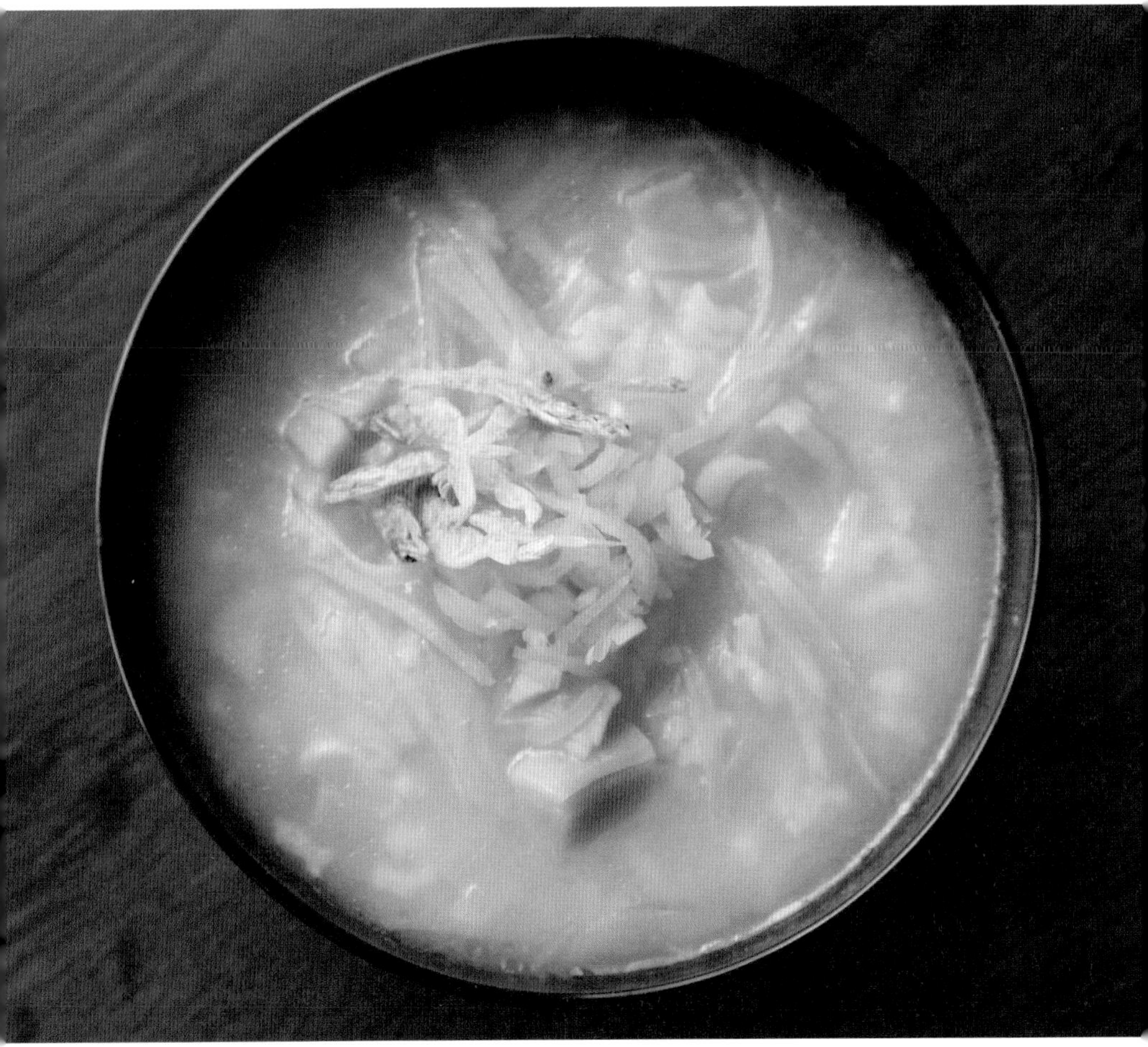

10

トマトと豚肉の炒めもの

トマトをたっぷりと食べられるレシピです。
くったりとするまで炒めてもよし、フレッシュ感が残るよう軽く炒めるもよし。
薬味は青ジソですが、薬膳的にはパクチーやミツバ、パセリなども良いでしょう。
熱を冷ますトマトと、温める香草の組み合わせで夏の体を整えます。

材料（2人分）

トマト……200g
タマネギ……60g
豚小間切れ肉……140g
ゴマ油……大さじ1
青ジソ……3〜4枚
ニンニク……すりおろし小さじ1/2
◉豚肉下味用
　紹興酒……大さじ1
　塩……ふたつまみ
　小麦粉……大さじ1
◉合わせ調味料
　オイスターソース……小さじ2
　しょうゆ……小さじ2
　みりん……大さじ1
　砂糖……小さじ1/2

作り方

1. トマトは食べやすい大きさのくし形に切る。タマネギは薄切り。青ジソは細い千切りにする。合わせ調味料の材料を混ぜ合わせる。
2. 豚肉は食べやすい大きさに切り、塩と紹興酒を振り、小麦粉をもみ込んでおく。
3. フライパンにゴマ油を入れて中火で熱し、②の豚肉とニンニクを入れて炒める。火が通ったら強火にしてタマネギとトマトを入れ、ざっと混ぜたら鍋肌から合わせ調味料を回し入れ、とろりとするまで炒める。
4. 器に盛り、青ジソを乗せる。

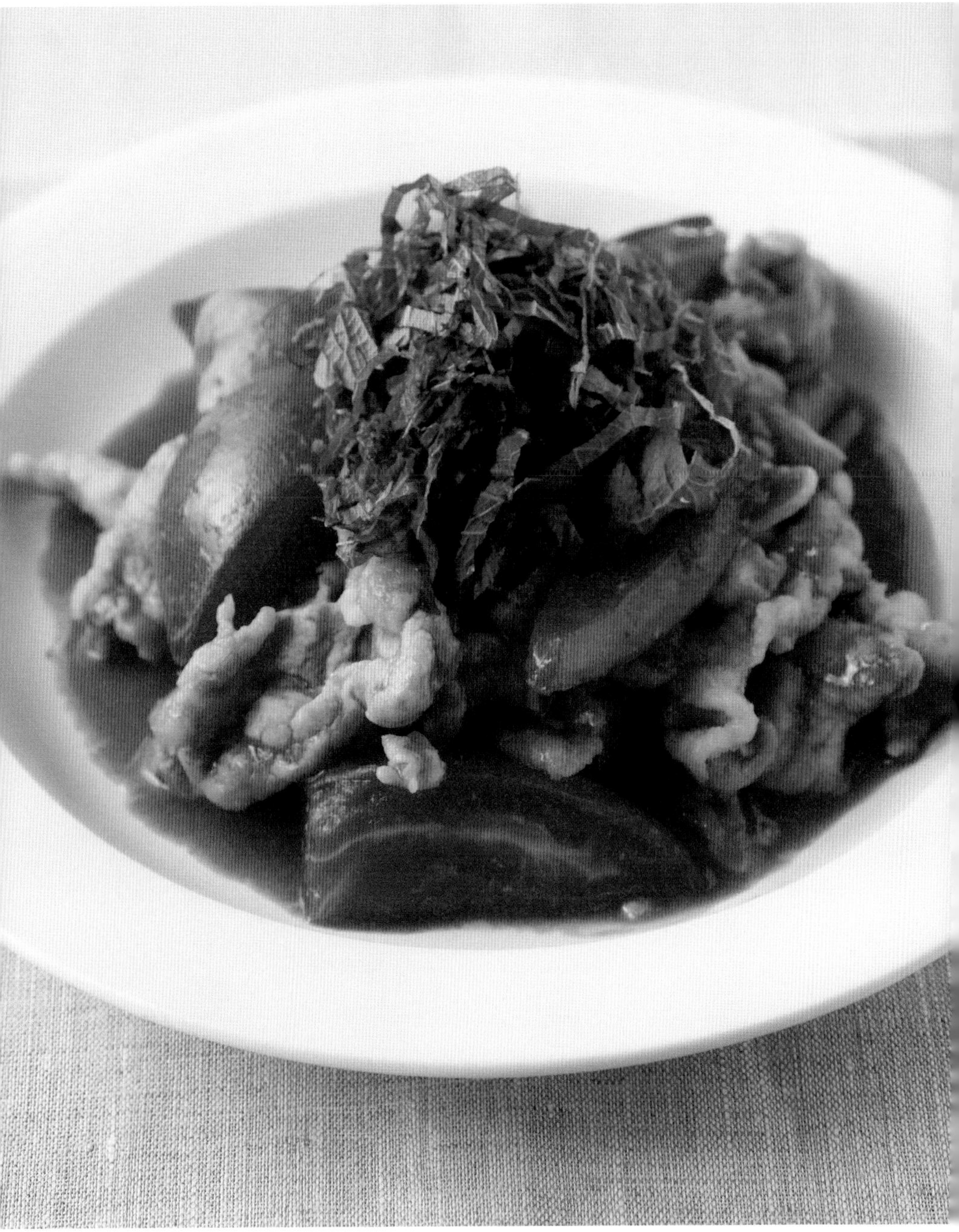

11

ゴーヤとトウモロコシの大和イモ揚げ

粘りの強い大和イモを使います。
薬膳ではヤマイモや大和イモは、薬用ニンジンに次ぐ「元気の源」とされています。
大いに汗をかいた日は、すりおろすなどして生で、
夏バテで疲れたときは火を通して食べることをおすすめしています。

材料(2人分)

大和イモ……100g
トウモロコシ……1/2本
ゴーヤ……1/2本
小麦粉……大さじ1
塩……小さじ1/4
レモン……1/8個
ポン酢しょうゆ……適量
揚げ油……適量

作り方

1. 大和イモは皮をむいてすりおろし、トウモロコシはゆでて軸から外す。ゴーヤは種とわたを取り、千切りして塩(分量外)でもんでおく。
2. ①の大和イモ、トウモロコシ、ゴーヤと小麦粉、塩を混ぜ合わせ、170℃の油の中に、スプーンを使って一口大に落として揚げる。
3. レモンのくし切りとポン酢しょうゆを添える。

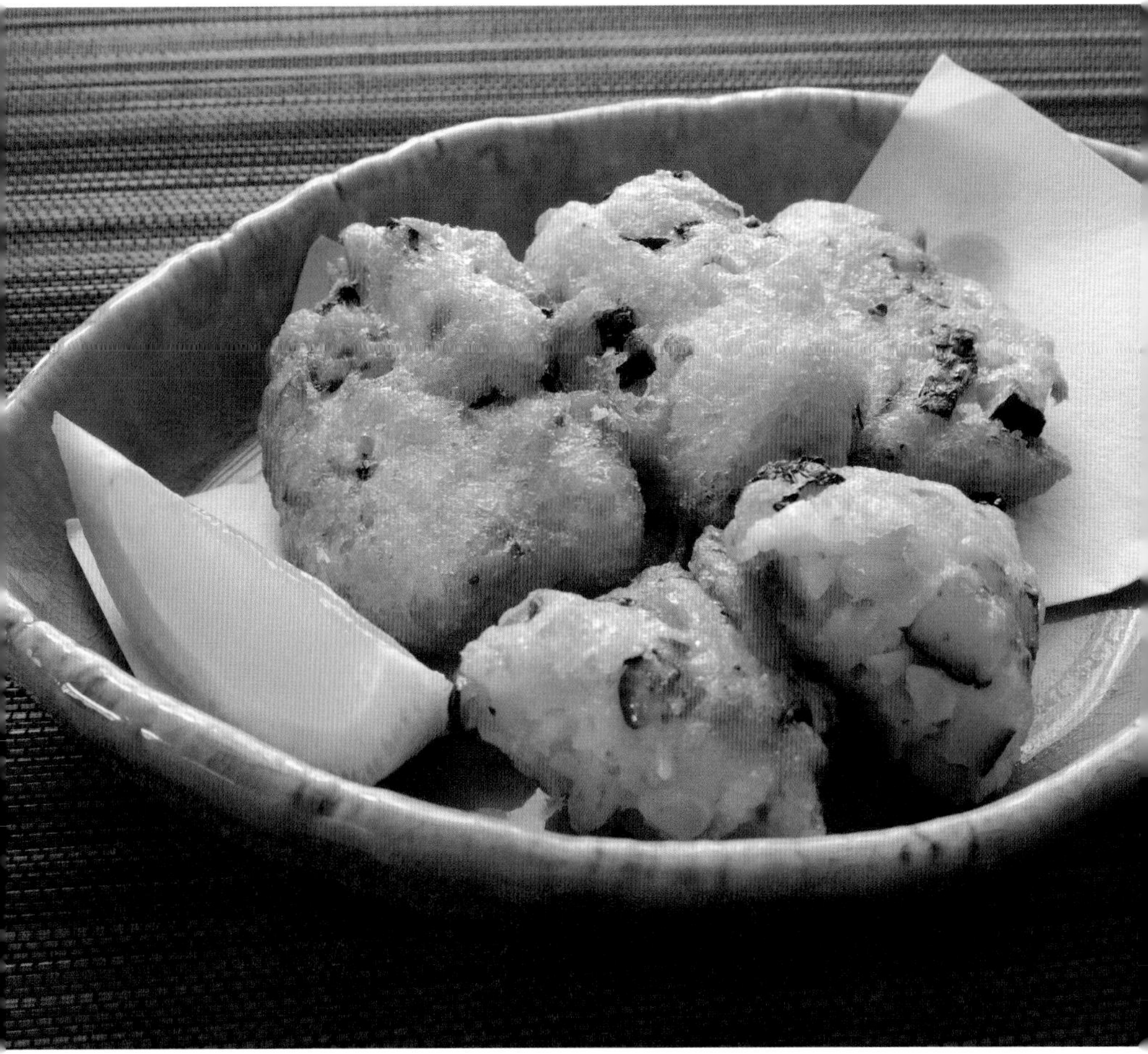

12

アスパラガスとシイタケの豆乳グラタン

「気」を補うシイタケ、そして余分な体の熱を冷まして潤してくれる豆乳の組み合わせ。

片栗粉でとろみをつけたのでカロリーは控えめになり、あっさりとしたグラタンです。

材料（2人分）

アスパラガス……40g
生シイタケ……2～3枚
厚揚げ……100g
植物油……小さじ2
豆乳……200ml
白みそ……大さじ1
塩……ひとつまみ
片栗粉……小さじ1（同量の水で溶く）
ゴマ油……大さじ1
パン粉……大さじ1

作り方

1. アスパラガスは下の硬いところの皮をむき、1分ほど下ゆでし、2㎝の長さに切る。生シイタケと厚揚げは一口大に切る。パン粉にゴマ油をまぶしておく。
2. 鍋に植物油を入れて熱し、生シイタケと厚揚げを入れて炒める。その後豆乳を入れ、白みそを溶き入れる。塩で味を調えたら、水溶き片栗粉を入れて加熱する。
3. 耐熱容器に②を入れ、アスパラガスを散らし、パン粉をまぶして、オーブントースターで焦げ目がつくまで焼く。

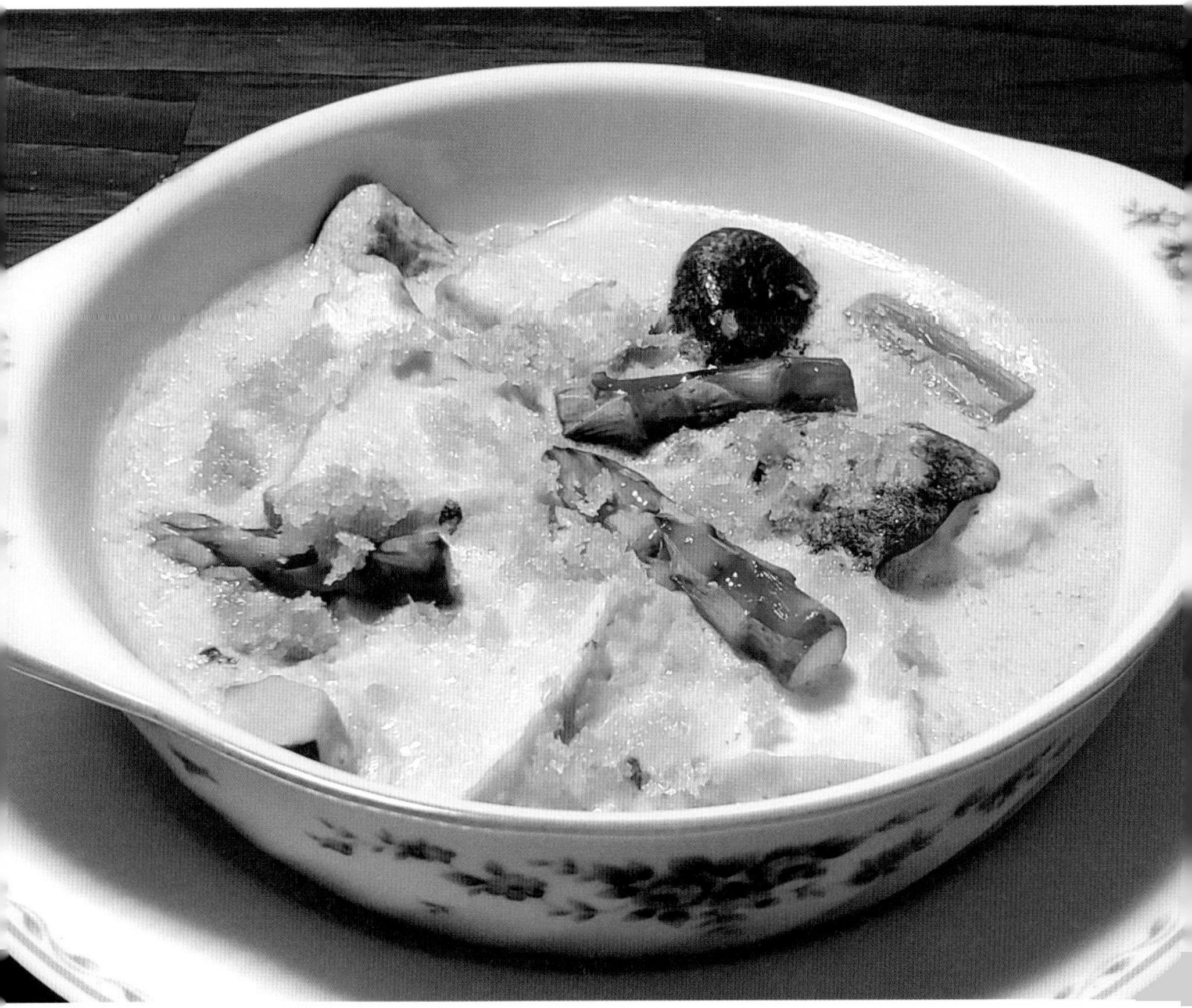

13

トウモロコシと鶏肉の炒めもの

鶏肉は気を補い、消化も良く、梅雨の時季の胃腸を整えるのにおすすめの食材です。甘くてシャキシャキしたトウモロコシをたっぷりと使うことで、全体の塩分もぐっと減らすことができる、体に優しい炒めものです。

材料（2人分）

鶏もも肉……200g

Ⓐ
- 酒……小さじ2
- 塩……少々

トウモロコシ＊……（正味）100g
ゴマ油……大さじ1
すりおろしショウガ……小さじ1/2
しょうゆ……小さじ2
みりん……小さじ2
黒コショウ……少々

作り方

1. 鶏もも肉は2cm角に切り、Ⓐをもみ込んでおく。
2. トウモロコシはゆでて、芯から粒を外す。
3. フライパンにゴマ油とすりおろしショウガを入れて熱し、香りが立ったら鶏もも肉を入れて色が変わるまで炒める。
4. しょうゆとみりんを入れて炒りつけ、トウモロコシを加え、ざっと炒め合わせる。黒コショウを振る。

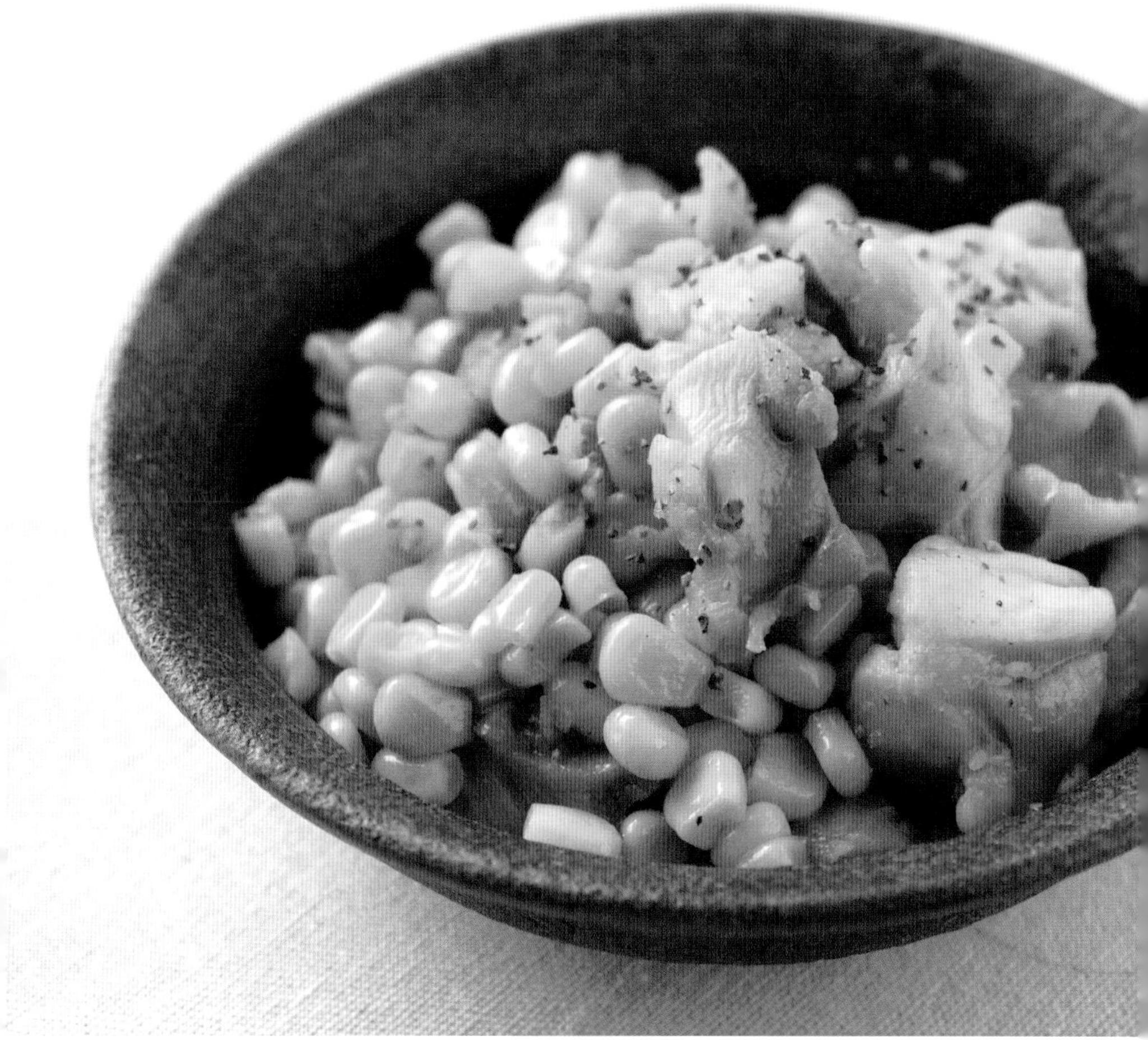

＊ヒゲは捨てずに天日に干し、お茶に入れてください。
良いむくみ取りになります。粒は、最初に包丁で縦1列を外し、親指で順に外すときれいに取れます。

14

青ジソのジェノベーゼ風パスタ

シソは気の巡りを整え、胃腸を温めます。胃もたれや腹部の膨満感に良いとされており、梅雨の時季におすすめです。ペーストにすることで、薬味に使うよりもたっぷりと食べられます。レモンの香りも添えてさわやかに。

材料（2人分）

パスタ（直径1.6mm）……200g
青ジソ……10～12枚
マツの実……30g
好みのチーズの
すりおろし……30g
レモン薄切り……2枚
塩……少々
オリーブオイル……大さじ1

作り方

1. パスタは1％の塩（分量外）を入れた湯で、表示どおりにゆでる。
2. すり鉢に青ジソを小さくちぎって入れ（飾り用に1枚は千切りにする）、マツの実、オリーブオイルを入れてペースト状になるまでする。
3. ②にパスタのゆで汁（大さじ1）を加えてペーストをのばし、ゆでたパスタとチーズを加えてあえる。味を見て塩で調える。
4. 皿に盛り、千切りにした青ジソとレモンをあしらう。

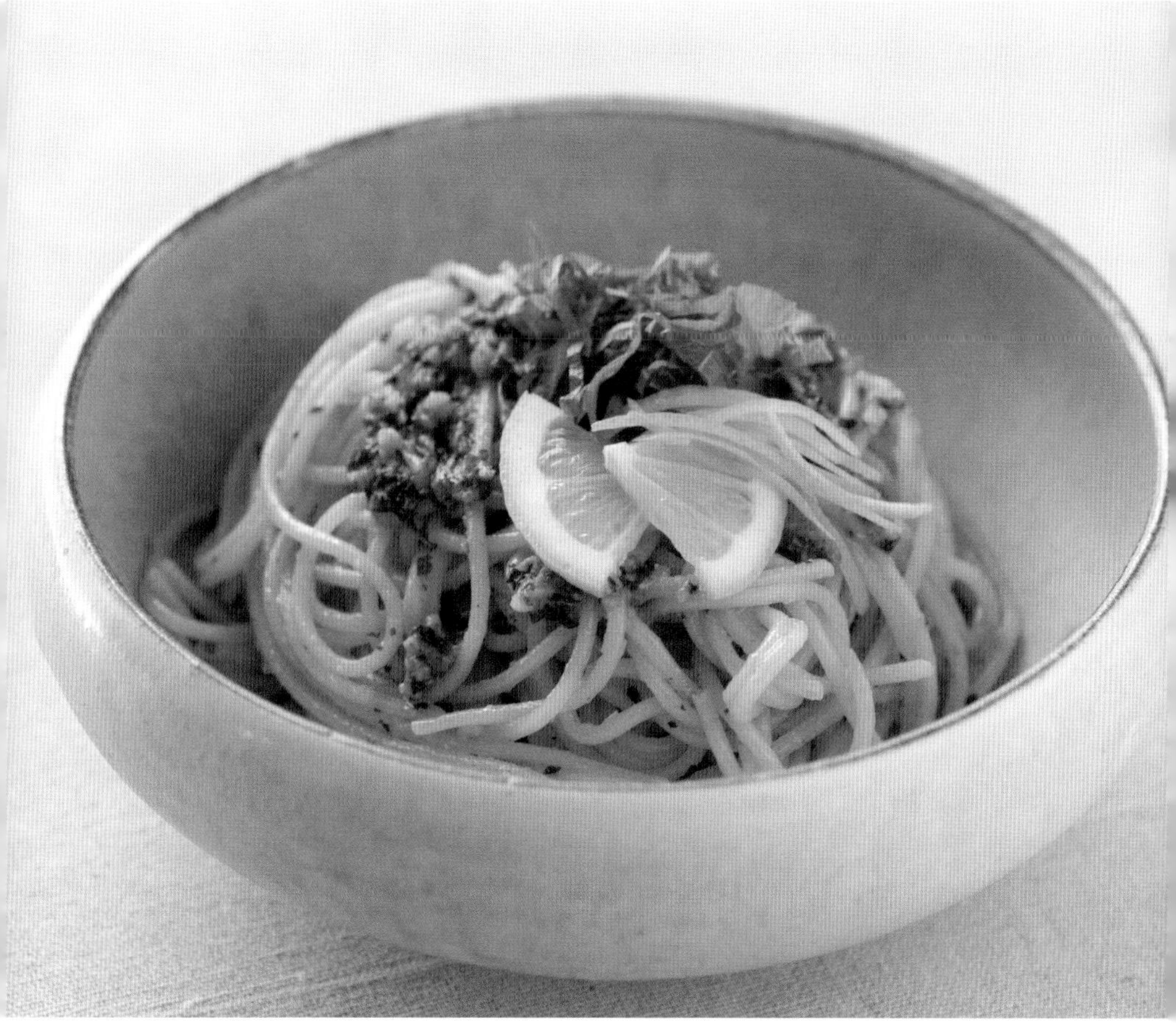

15

肉骨茶《バクテー》

材料を入れて煮込むだけ。簡単なのにごちそう感もあるレシピです。骨つきの肉は、だしも出るし、何よりコラーゲンたっぷり。体を温めてくれる八角、クローブ、カルダモンはどれも辛くないので、辛さが苦手な方でも気軽に使えます。

材料(2人分)

スペアリブ……2本
大根……250g
干しシイタケ……2枚
キクラゲ……少々
八角*……2個
クローブ……6個
カルダモン……2個
黒コショウ(粒)……6粒
しょうゆ……大さじ3
塩……少々
パクチー……少々

*星型のスパイスで、甘く強い香りが特徴。

作り方

1. 鍋にスペアリブとひたひたの水を入れて熱し、あくが浮いたら取る。
2. 大根は食べやすい大きさに切る。干しシイタケとキクラゲは水で戻す。
3. 鍋にスペアリブ、大根、キクラゲ、干しシイタケを戻し汁ごと入れる。八角、クローブ、カルダモン、黒コショウ、しょうゆを入れ、ひたひたの水を注ぎ、弱火で90分煮込む。
4. 味を見て塩で調え、パクチーをあしらう。

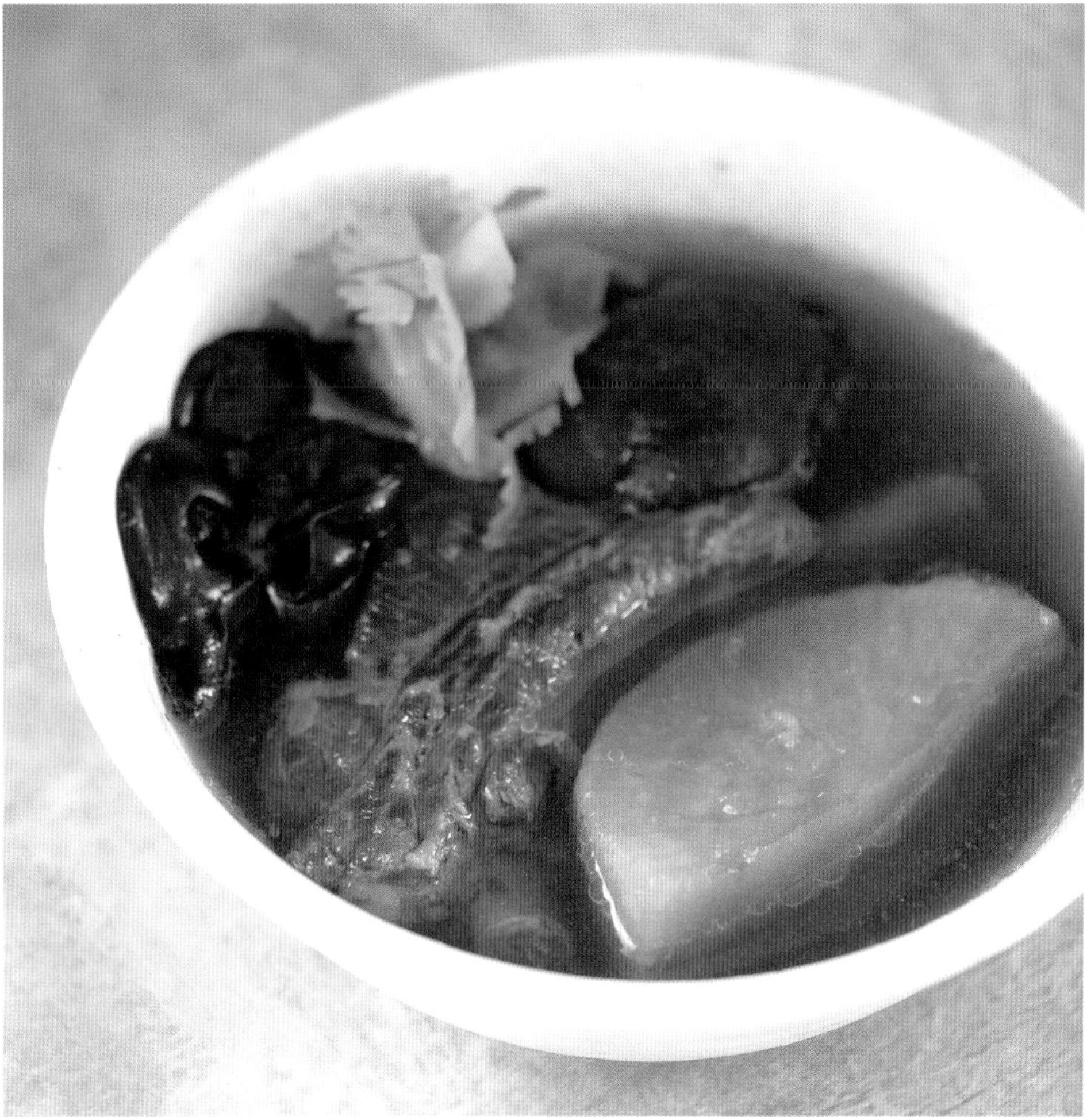

16

トウモロコシご飯

ジメジメした季節には、むくみを取るトウモロコシがたっぷりのご飯を！
むくみで体が冷えるタイプにはおすすめです。
新ショウガのほのかな辛味を加えることで、気と水の流れを整えます。

材料（2人分）

トウモロコシ……2本
米……2合
塩コンブ……20g
新ショウガ……40g
酒……大さじ1
塩……少々

作り方

1. 米はといでおく。
2. トウモロコシは粒を芯から外す＊。
3. 新ショウガは千切りにする。
4. 炊飯器に米、酒、塩を入れてから水を目盛まで入れる。トウモロコシの粒、塩コンブ、新ショウガ、トウモロコシの芯を入れて炊く。

＊粒の外し方はP65を参照。

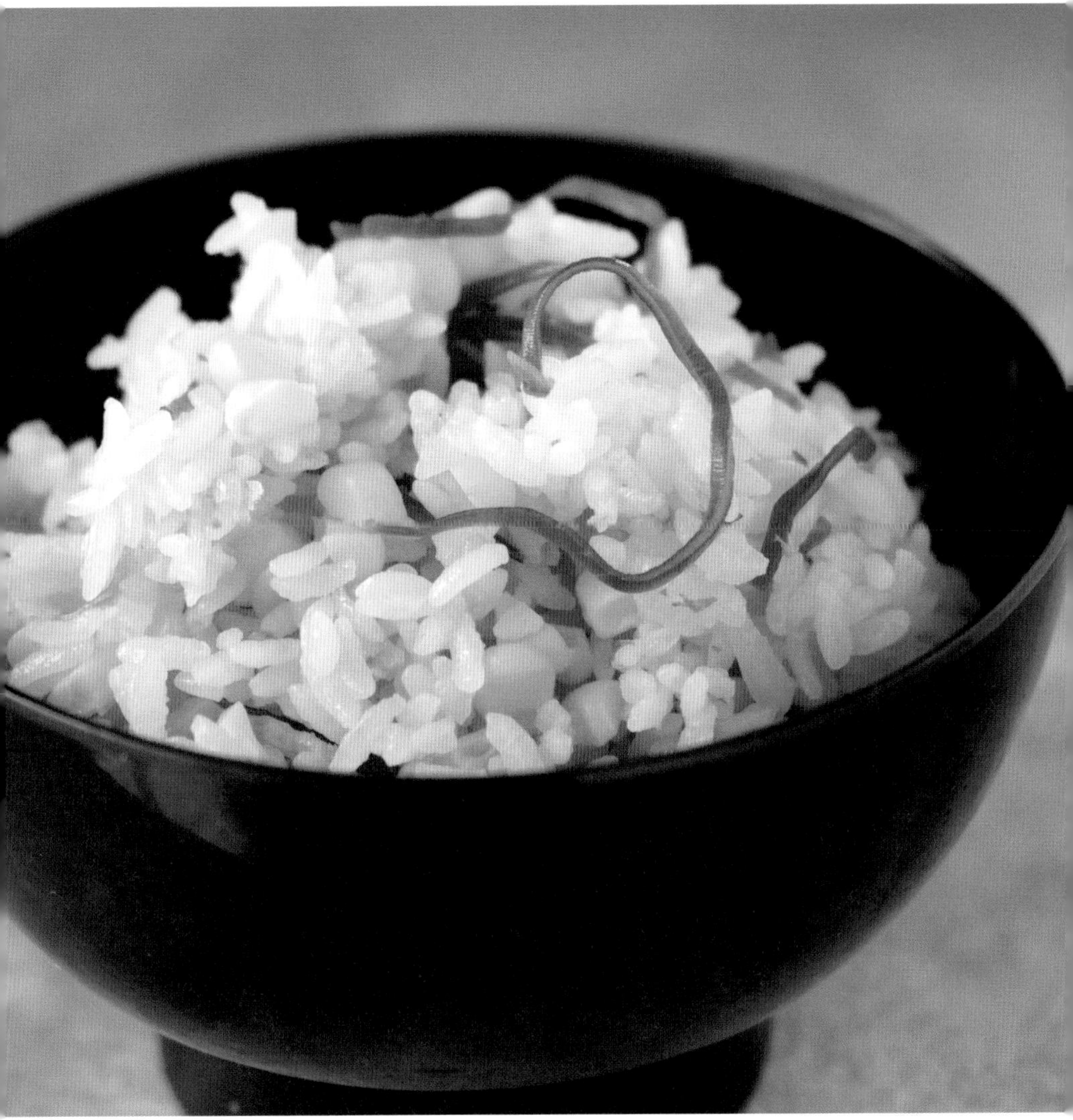

体を温める食材

Pick Up!

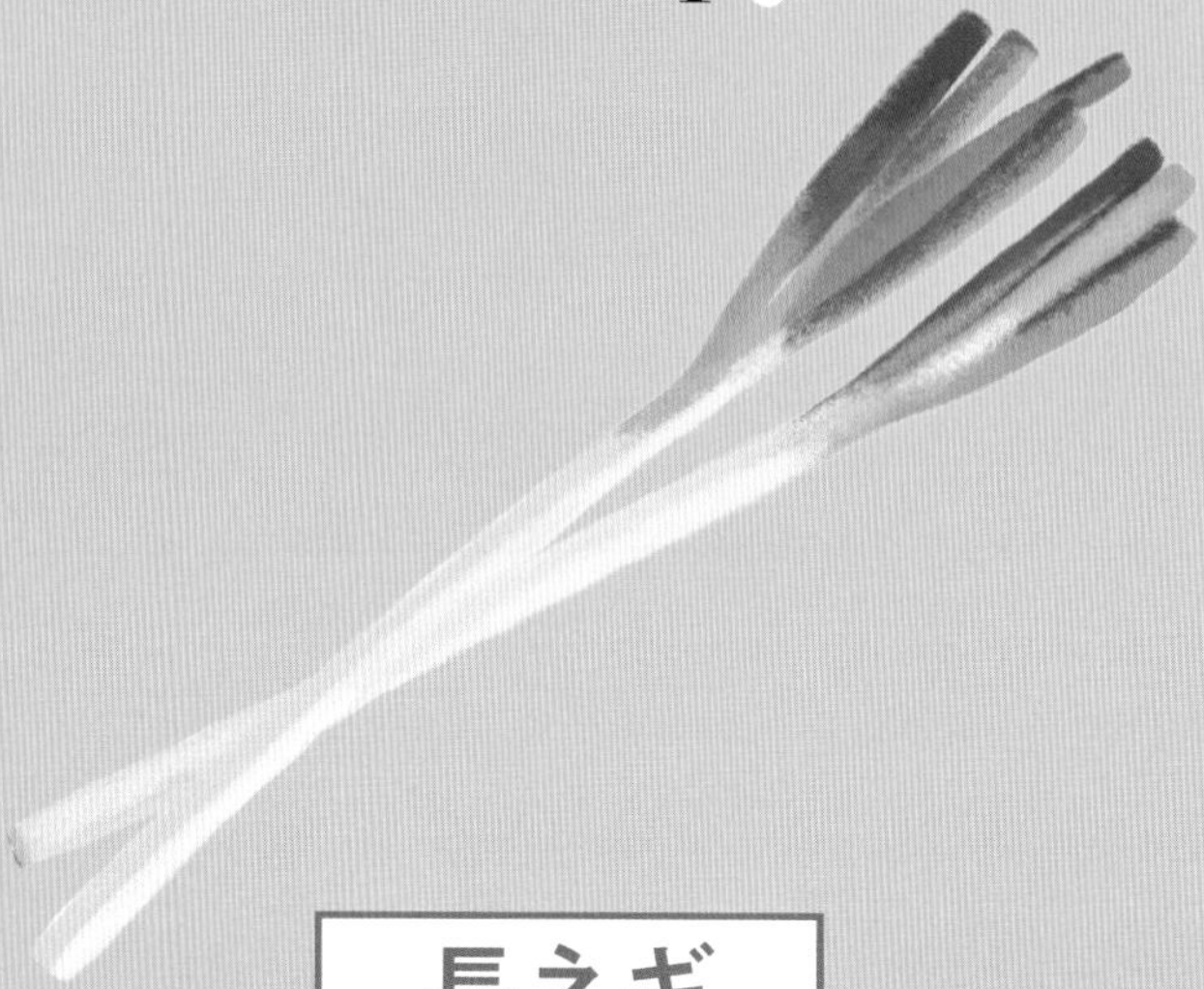

長ネギ

東日本では白ネギ（白い部分が多い根深ネギ）、西日本では緑の部分を食べる青ネギ（葉ネギ）が中心です。

強い香りは「アリシン」という成分。ビタミンB_1の吸収を良くし、血行を改善して体を温めてくれます。風邪をひいたときに長ネギを使った料理をすすめられるのも納得です。

漢方ではネギの白い部分を葱白《そうはく》といい、発汗、解熱、健胃、喉の痛みを和らげる、気持ちを安定させるなどの働きが。緑色の部分にはビタミンAやミネラルが多く、内側にあるぬめり成分「ヌル」は免疫力をアップさせます。

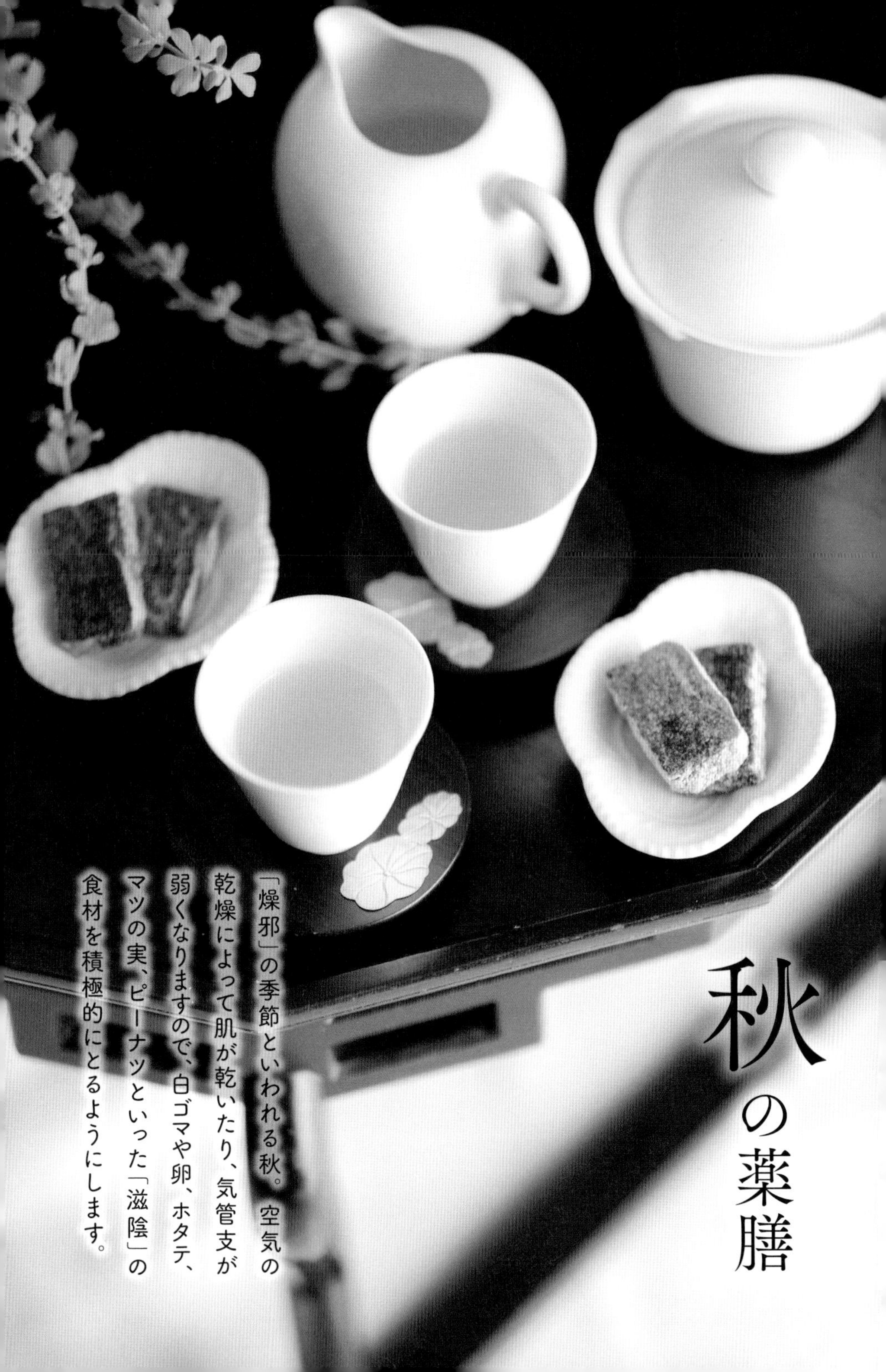

秋の薬膳

「燥邪」の季節といわれる秋。空気の乾燥によって肌が乾いたり、気管支が弱くなりますので、白ゴマや卵、ホタテ、マツの実、ピーナッツといった「滋陰」の食材を積極的にとるようにします。

17

干しシイタケとマツの実の炊き込みご飯

マツの実は、肌や喉の乾燥にも良いとされています。
最近は、スーパーなどでもよく見かけるようになりました。
ご飯に炊き込んだり、おかゆに添えたり、ヨーグルトに入れてもいいですね。

材料（2人分）

米……2合（320g）
干しシイタケ……中4〜5枚
マツの実……20g
ショウガ……15g
白ゴマ……適量
◉調味料
しょうゆ……小さじ1
酒……大さじ1
オイスターソース……小さじ1
塩……小さじ1/2

作り方

1. 米をといで、ざるに上げておく。干しシイタケは水で戻し、千切りにする（戻し汁は取っておく）。ショウガは千切りにする。
2. 炊飯器に米、調味料、干しシイタケの戻し汁を入れ、2合のラインに水加減をする。
3. 軽くしぼった干しシイタケ、マツの実、ショウガを入れて炊く。茶碗によそい、白ゴマを散らす。

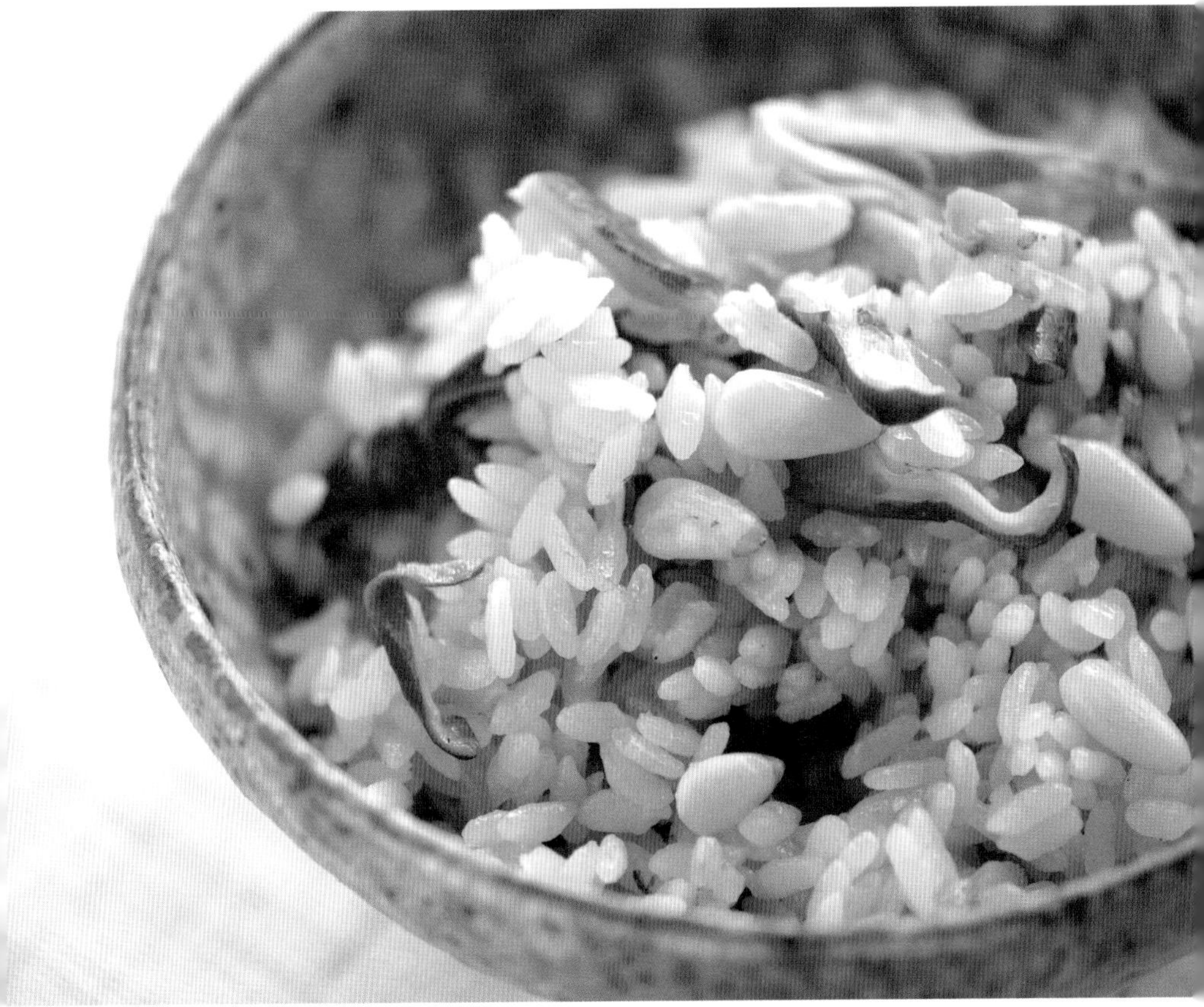

18

サワラと黒キクラゲの黒酢あん

薬膳では、サワラは気を補い、黒キクラゲは血の流れやお通じを整え、黒酢は血行を良くするとされています。サワラに替えて、サバやアジなどを使っても。黒キクラゲは圧力鍋で下ゆですると、食感がトロリとします（お好みで）。

材料（2人分）

サワラ……2切れ（160g）
小麦粉……適量
黒キクラゲ（乾燥）……4g
長ネギ（白）……適量
黒酢……大さじ2　酒……大さじ2
砂糖……大さじ2　しょうゆ……大さじ2
水……大さじ2
ショウガ（すりおろし）……小さじ1/2
片栗粉（同量の水で溶く）……小さじ1
植物油……適量　塩……ひとつまみ

作り方

1. サワラは食べやすい大きさに切り、塩少々（分量外）を振って10分ほど置いたら水気を拭く。
2. 黒キクラゲは水で戻し、食べやすい大きさに切って、5分ほど下ゆでする。長ネギは針状に切り（白髪ネギ）、水にさらしてから布巾で水気を取る。
3. サワラに小麦粉をまぶし、フライパンに多めの植物油を引いて、サワラを揚げ焼きする。火が通ったサワラを取り出し、油を拭き、黒キクラゲを入れて炒める。
4. 黒キクラゲに油が回ったら、黒酢、酒、砂糖、しょうゆ、水、ショウガを入れ、煮立ったらサワラを戻し入れ、水溶き片栗粉を回し入れる。とろみがつくまで煮立て、塩で味を調える。
5. 器に盛り、白髪ネギを上にあしらう。

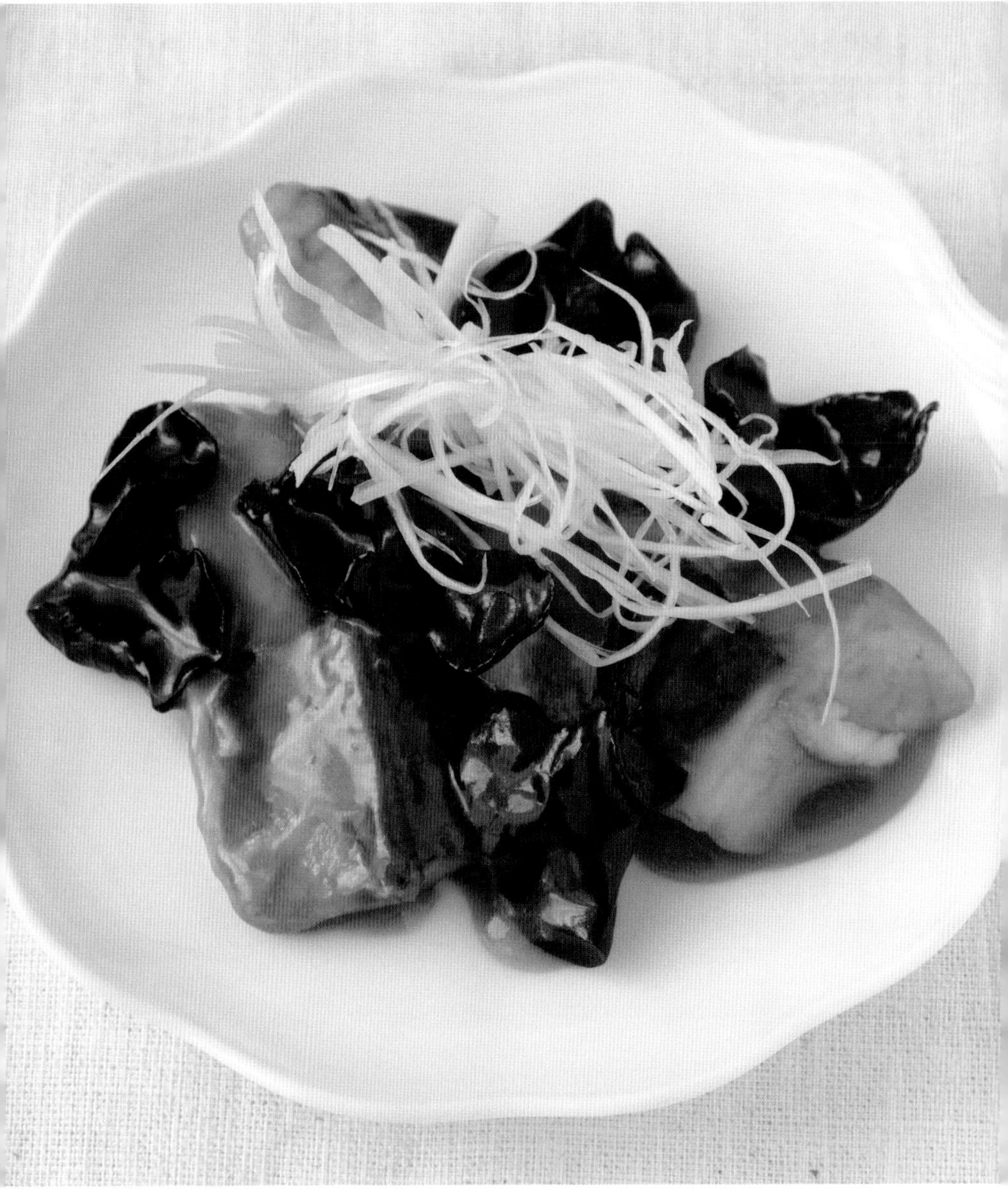

19

イワシのつみれとナガイモのみそ汁

イワシは体を温め、ナガイモは体を潤す、陰と陽のバランスがとれたみそ汁です。イワシをアジに、ミツバをニラに替えるとさらに体が温まります。みそ汁にすることで、イワシの生臭さも取れます。

材料（2人分）

イワシ……2～3尾（100g）
みそ（つみれ用）……小さじ1/2
片栗粉……小さじ2
長ネギ……5g
ショウガ（すりおろし）……小さじ1
ナガイモ……100g
ミツバ……適量
コンブだし……270ml
みそ……25g

作り方

1. イワシは手開き*して中骨を外し、皮をむいて、包丁で滑らかになるまでたたく。ナガイモはすりおろす。
2. ボウルにイワシとみそ、片栗粉を入れて、粘りが出るまで混ぜる。みじん切りにした長ネギとショウガの半量を加えて、ひと混ぜする。
3. 鍋にコンブだしを入れ、沸騰したら②を一口大に丸めて落とす。つみれが浮いてきたら、みそと残りのすりおろしたショウガを入れる。みそが溶けたら、ナガイモを流し入れてひと煮立ちさせる。
4. 器に盛り、粗みじんに切ったミツバをあしらう。

＊頭と内臓を除き、洗って水気を拭き、指を腹に入れて腹骨に沿って手で開く。

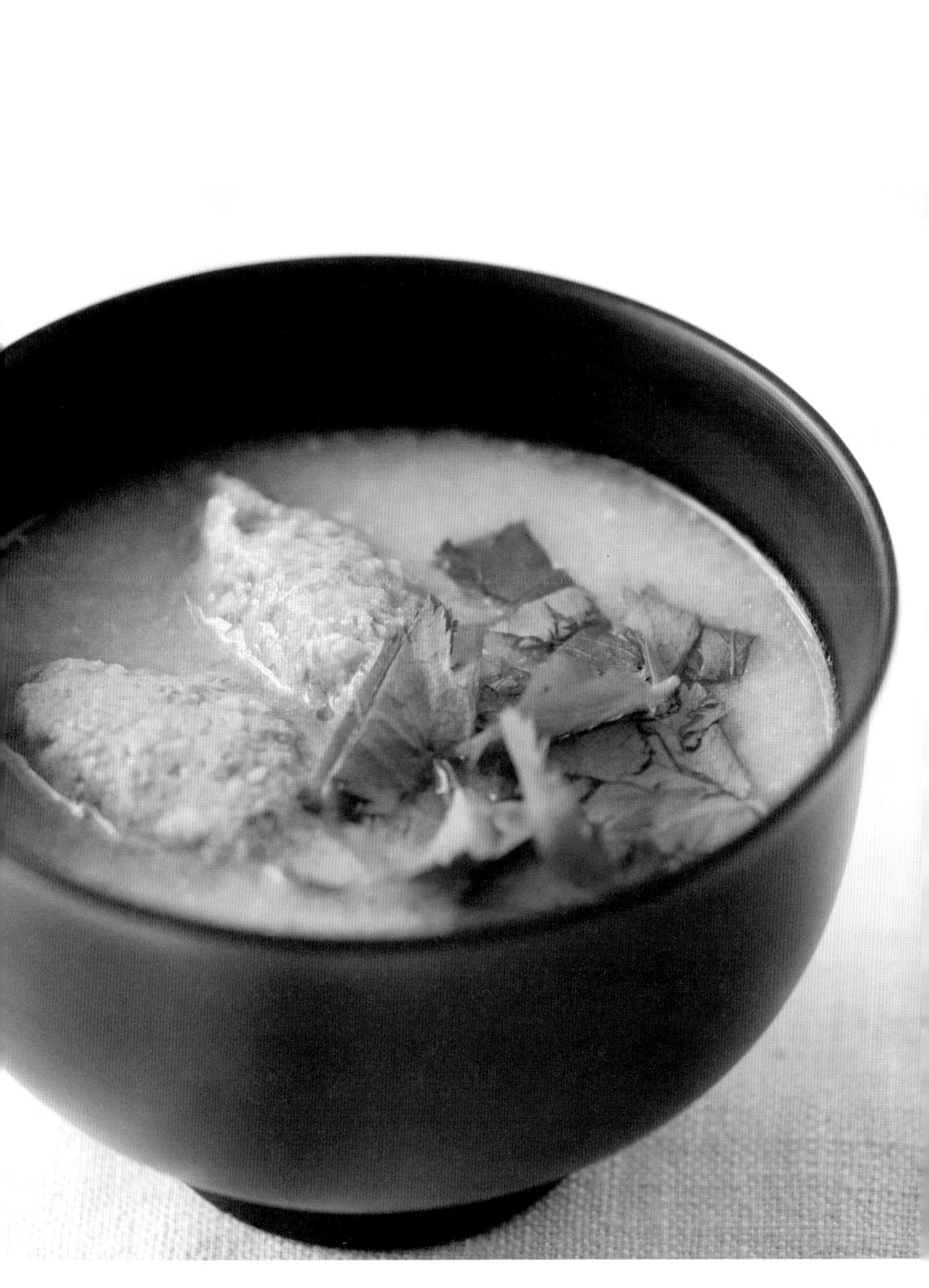

20

サバのナッツ焼き

秋になると、脂が乗っておいしくなるサバ。
気を補い、食欲不振や腹部に膨満感があるときなどにも良いとされています。
血液の流れを良くするEPA*を多く含むので、免疫力アップにも。
ナッツ類を衣にすることで香ばしく、歯ざわりも良く、たっぷり食べられます。
焦げやすいので、火加減に注意してください。

材料（2人分）

サバの切り身
……180g（90gを2切れ）
ナッツ類
ピーナツ……20g
アーモンド……20g
カボチャの種……10g
白ゴマ……10g
塩……小さじ1/2
小麦粉……適量
卵（割りほぐす）……適量
植物油……大さじ3

作り方

1. ナッツ類（ピーナツ、アーモンド、カボチャの種）をみじん切りにして、白ゴマと混ぜる。
2. サバに塩を振り10分置く。ペーパータオルで水気を拭いて、片側（身の側）に小麦粉、卵、ナッツ類の順に衣をつける。
3. フライパンに植物油を入れ、弱めの中火でナッツ類の衣の側をこんがり焼き色がつくまで焼く。裏返して2～3分、火が通るまで焼く。

*エイコサペンタエン酸の略称。
動脈硬化抑制などの働きがある。

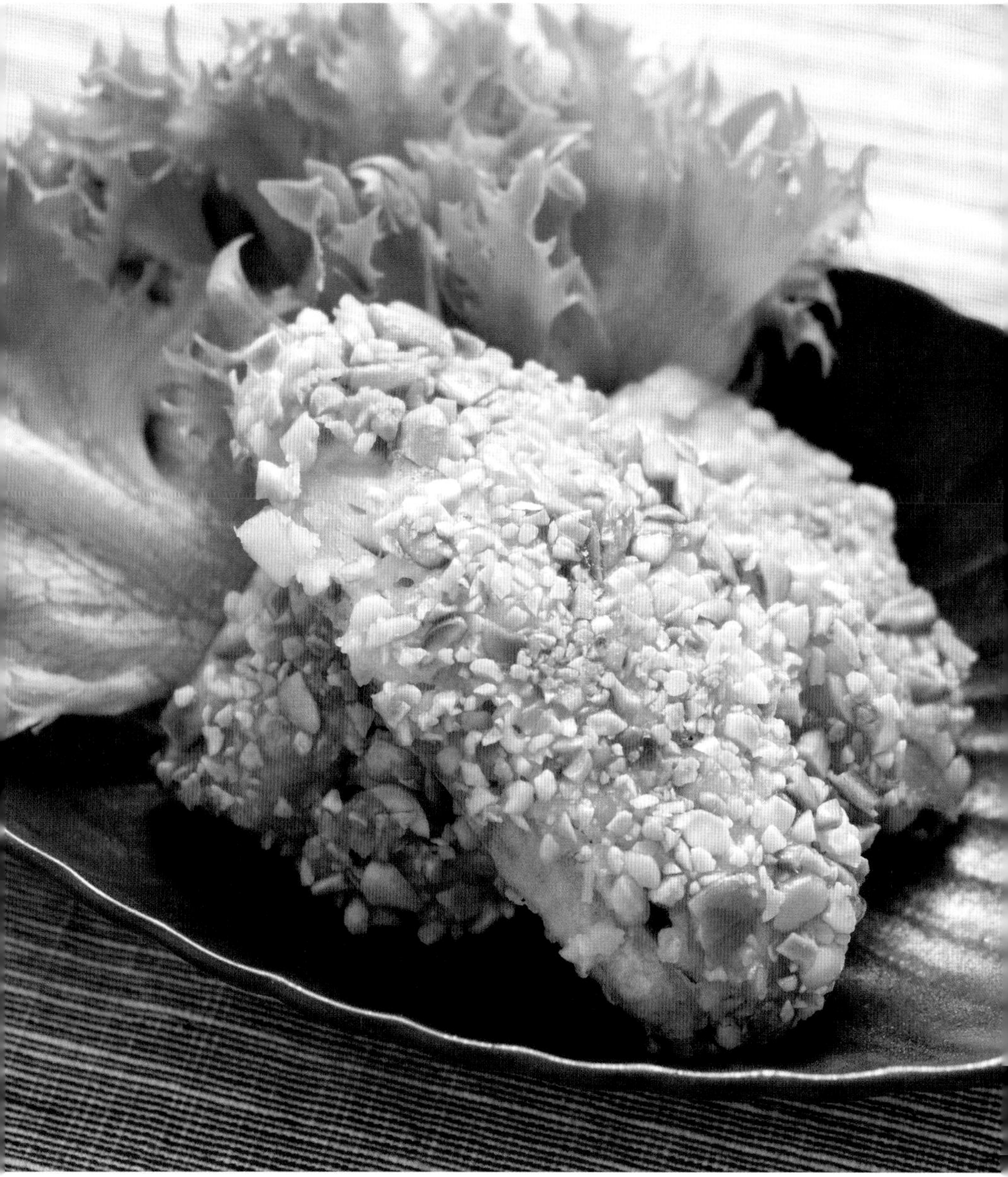

21

豆腐とホタテの卵蒸し

乾燥する季節に体に潤いをもたらす卵やホタテを使った蒸しものです。
豆腐は残暑を払いながら、潤いを生み出すといわれます。
夏から秋に向けて、季節が大きく変わるときの養生におすすめです。

材料（2人分）

ホタテ……大2個（もしくは小4個）
豆腐……50g（約6分の1丁）
ミツバ（トウミョウでも可）……適量
ギンナン……2個
クコの実（お好みで）……6個
◉卵液
　卵（Mサイズ）……1個
　かつおだし……150cc
　塩……ふたつまみ
　薄口しょうゆ……小さじ1

作り方

1. 豆腐は3㎝角に切る。ミツバは3㎝程度に切る。
2. ボウルに卵液の材料をすべて入れてよく混ぜ合わせ、滑らかに仕上がるように、茶こしでこす。
3. 耐熱の器に豆腐とホタテを並べ、卵液を注ぐ。そのとき表面にできた気泡を箸などでつぶしておく。ギンナンを入れて、ミツバを散らして、蒸し器で15分ほど弱火で蒸す。
4. 出来上がったら、好みでクコの実を飾る。

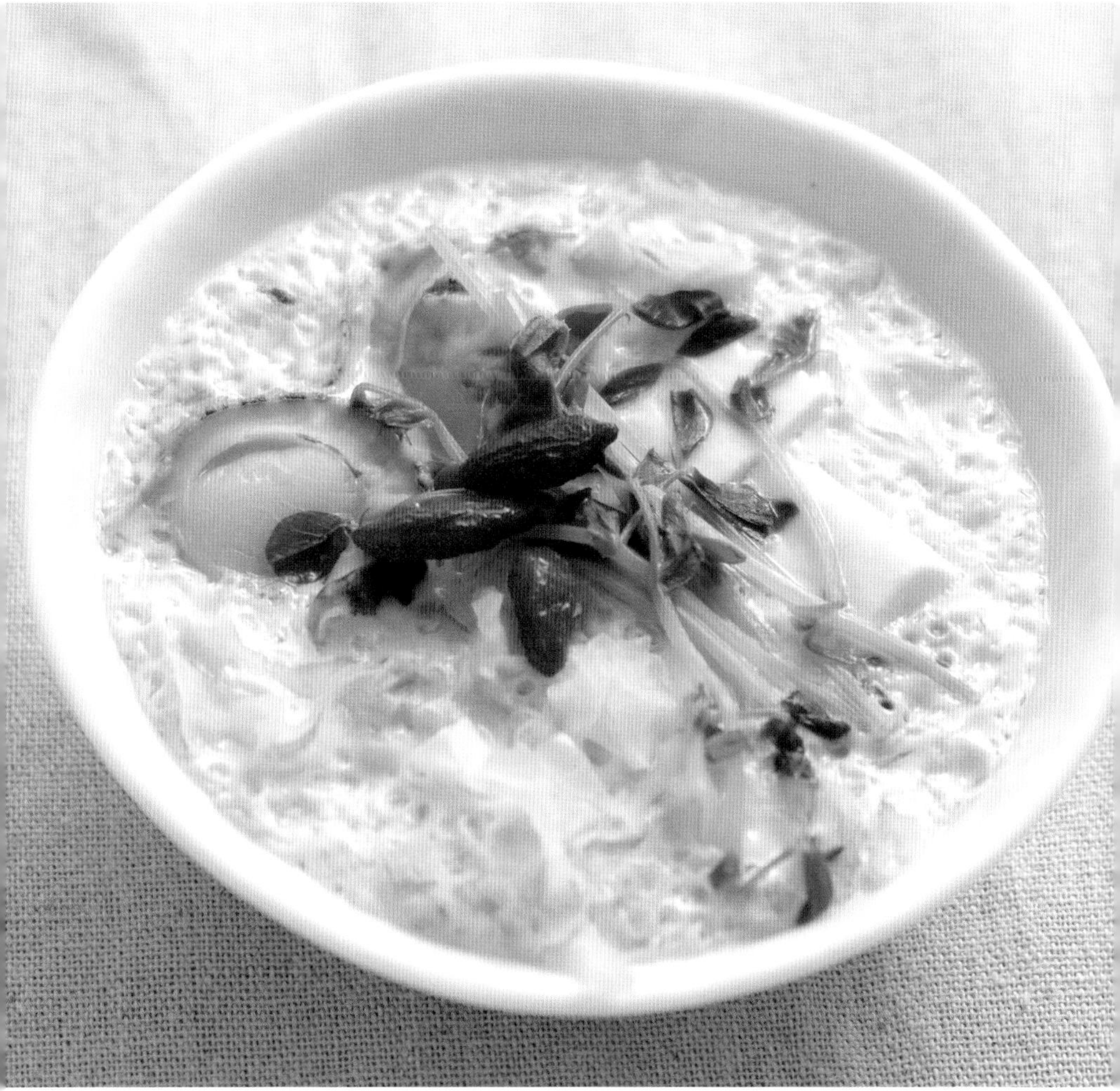

22

クルミ入り白あえ

クルミは「陽の気」を補うとされる食材です。

陽気は体を温めます。

薬膳では「5色を使えば、おのずとバランスが整う」とされます。

豆腐の白、こんにゃくの黒、ニンジンの赤、インゲンの緑、ギンナンの黄で作ったあえものです。

材料（2人分）

クルミ……30g
豆腐……150g
ニンジン……20g
インゲン……60g
こんにゃく……50g
ギンナン……6個
みそ……小さじ2
砂糖……大さじ1/2
塩……ひとつまみ

作り方

1. クルミは粗みじんに切り、フライパンで乾いりする。豆腐はしっかり水切りする。
2. ニンジン、インゲン、こんにゃくは千切りにし、それぞれ火が通るまで下ゆでする。ギンナンは、いって殻をむく。
3. すり鉢に豆腐、みそ、砂糖、クルミの半量を入れてする。ニンジン、インゲン、こんにゃく、ギンナン、残りのクルミを混ぜ、塩で味を調える。

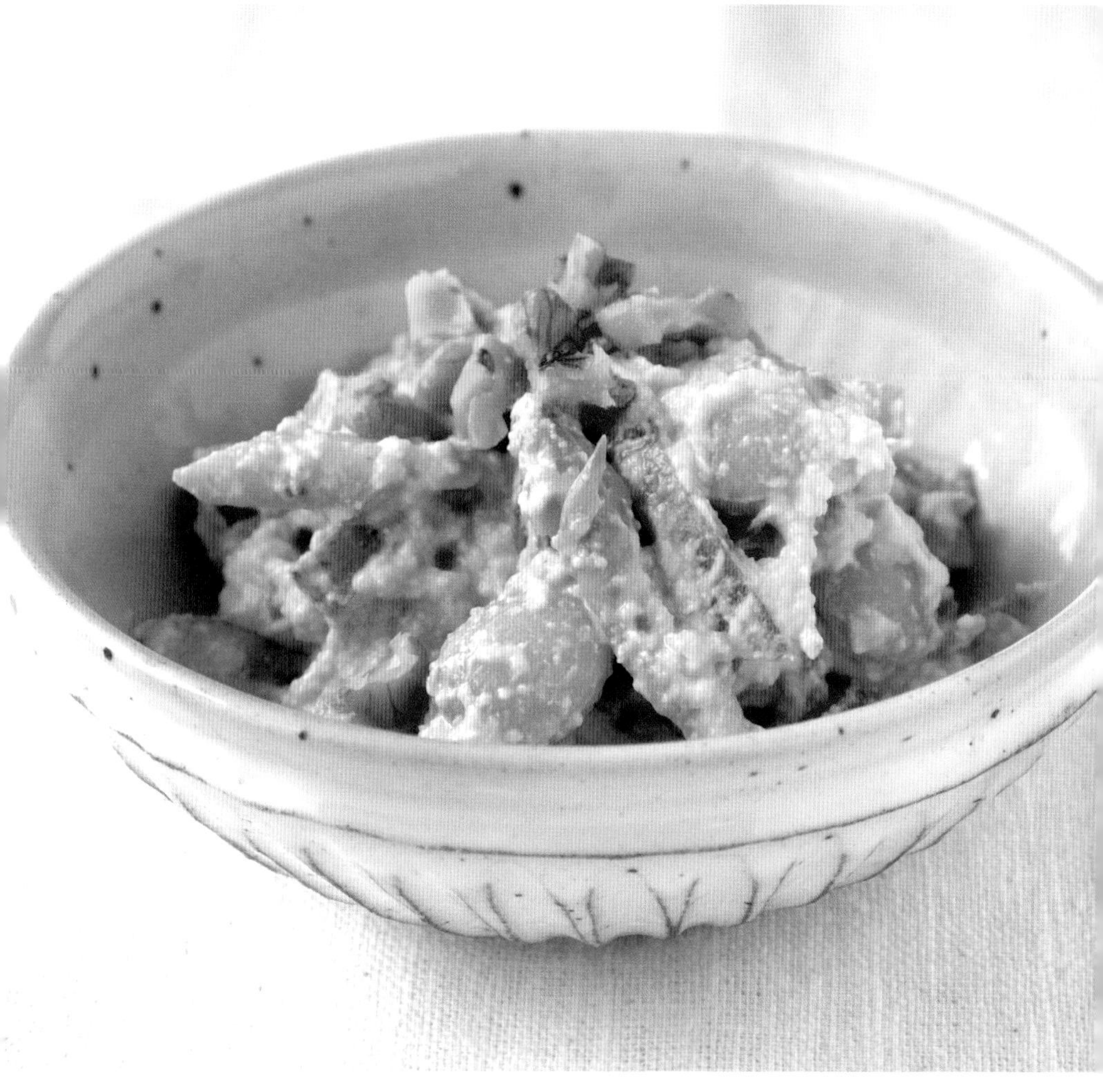

23

無限ピーマン

子どもの頃、なぜか毎日お弁当に入っていた思い出の味です。これが意外とご飯に合う！

ピーマンは、体を温める温活野菜。くったりするまで炒めることでたくさん食べられますよ。

ご飯の上にかけて、その上に温玉を乗せてもおいしいです。

材料（2人分）

ピーマン……7～8個
（種を取った正味で250g）
ベーコン……70g
ゴマ油……小さじ1
コンブ茶……小さじ1
しょうゆ……小さじ1/2
塩……少々

作り方

1. ピーマンは種を取り、細切りにする。ベーコンはピーマンに合わせて薄く切る。
2. フライパンにゴマ油とベーコンを入れて火にかけ、炒める。ベーコンがしんなりしたらピーマンを加え、弱火でくったりするまで炒める。
3. コンブ茶を入れて炒め、しょうゆを鍋肌から入れて炒め合わせる。味見して、足りなければ塩で調える。

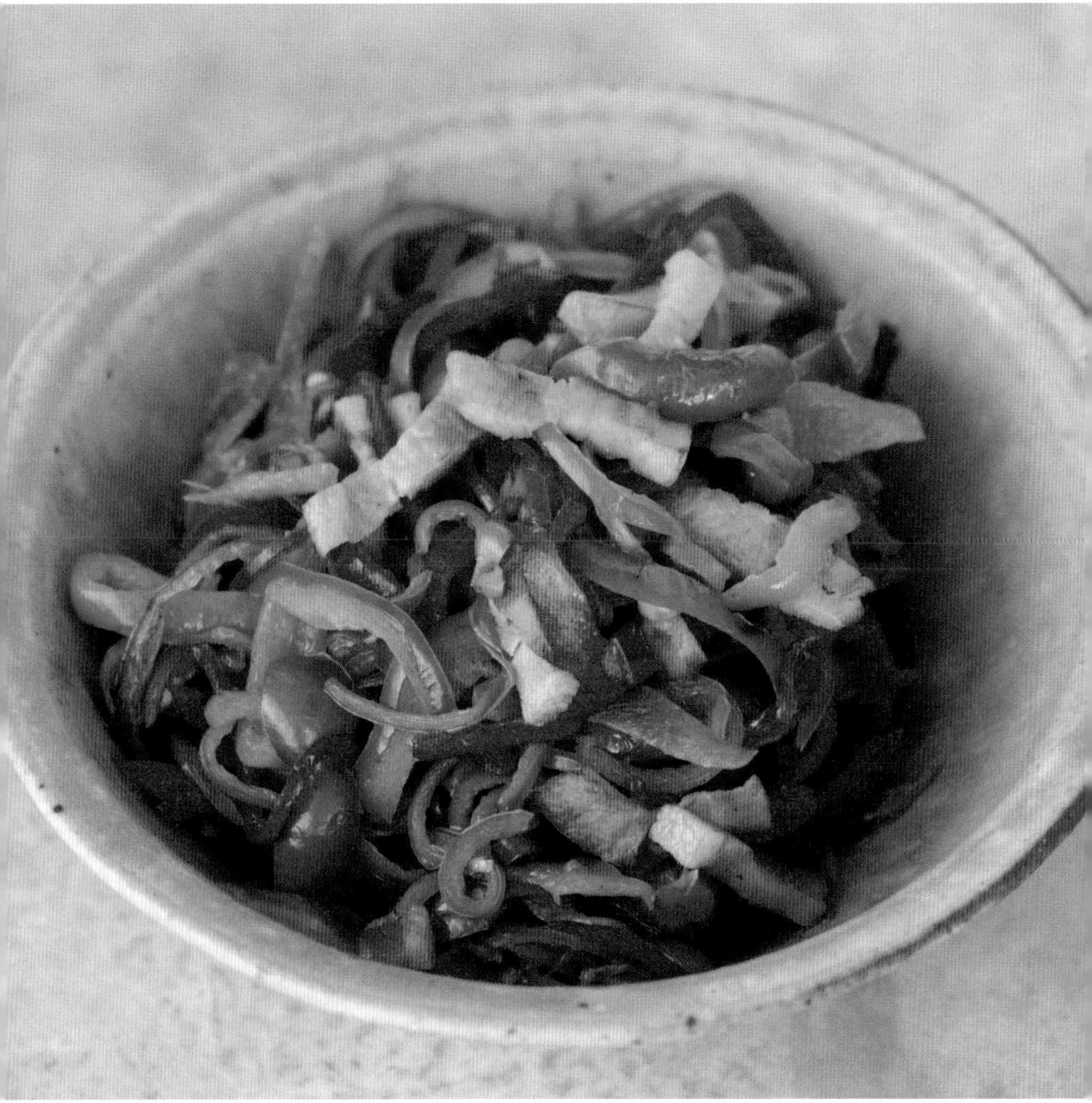

24

鶏肉とパプリカの南蛮漬け

タマネギ、パプリカ、ピーマンなど、体を温める野菜がたっぷりの一品。
酢は、薬膳では「血の流れを良くし、消化機能を整える」とされています。
一晩漬けて味がしみるとまた格別なので、作り置きにもおすすめです。

材料（2人分）

鶏もも肉……1枚（250～300g）
タマネギ……中1/2個
パプリカ……中1個
ピーマン……2～3個
ポン酢しょうゆ……100ml
水……60ml
砂糖……大さじ1
赤トウガラシ……輪切りひとつまみ
片栗粉……大さじ3
塩……少々
揚げ油……適量
パクチー……適宜

作り方

1. 鶏もも肉は食べやすい大きさに切り、塩を振り、片栗粉をまぶして油で揚げる。
2. タマネギ、パプリカ、ピーマンは千切りにする。
3. ポン酢しょうゆ、水、砂糖、赤トウガラシを混ぜる。
4. ①に②を乗せ、③をかける。30分ほど漬ける。
5. （あれば）パクチーをあしらう。

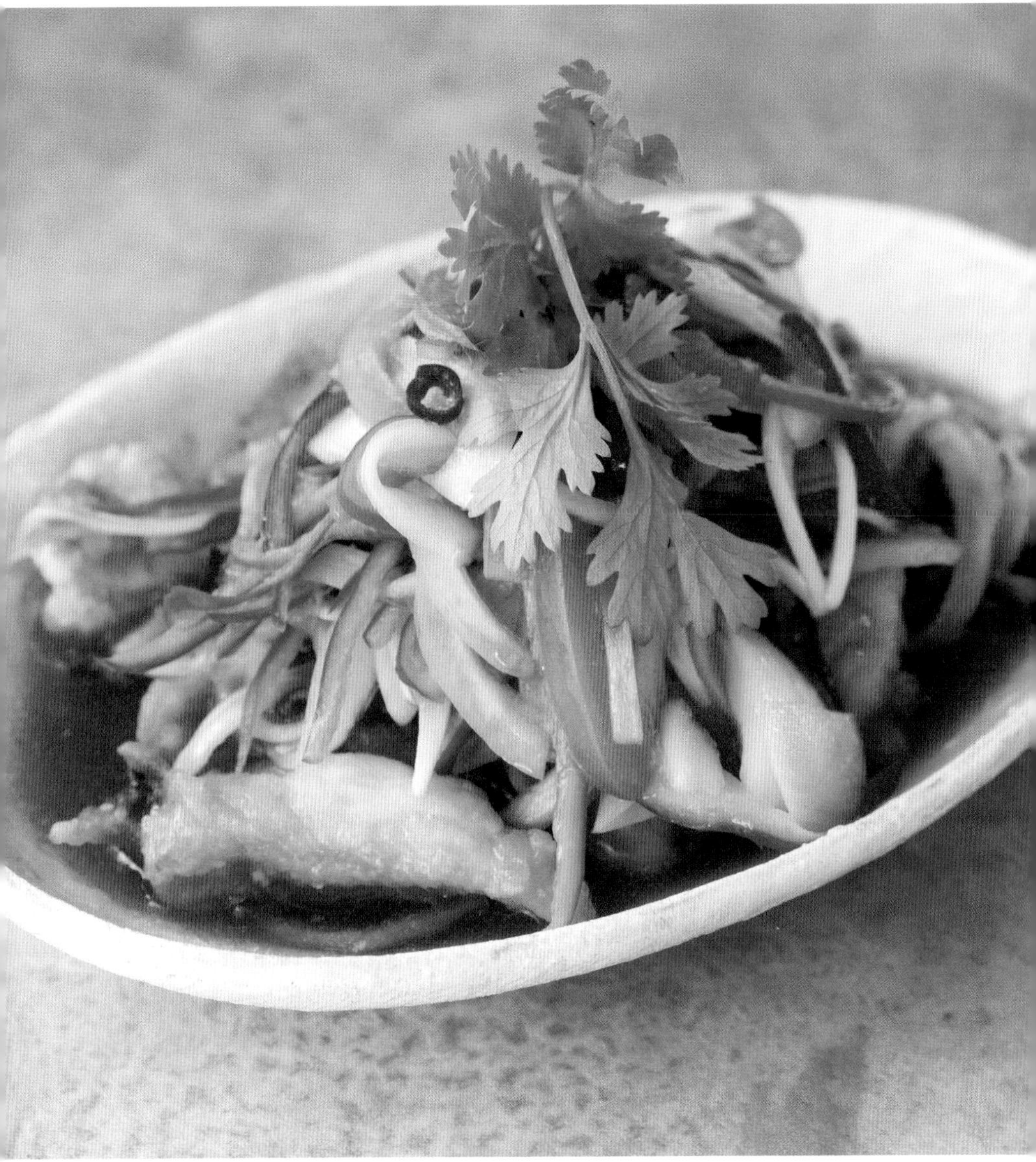

体を温める食材

Pick Up!

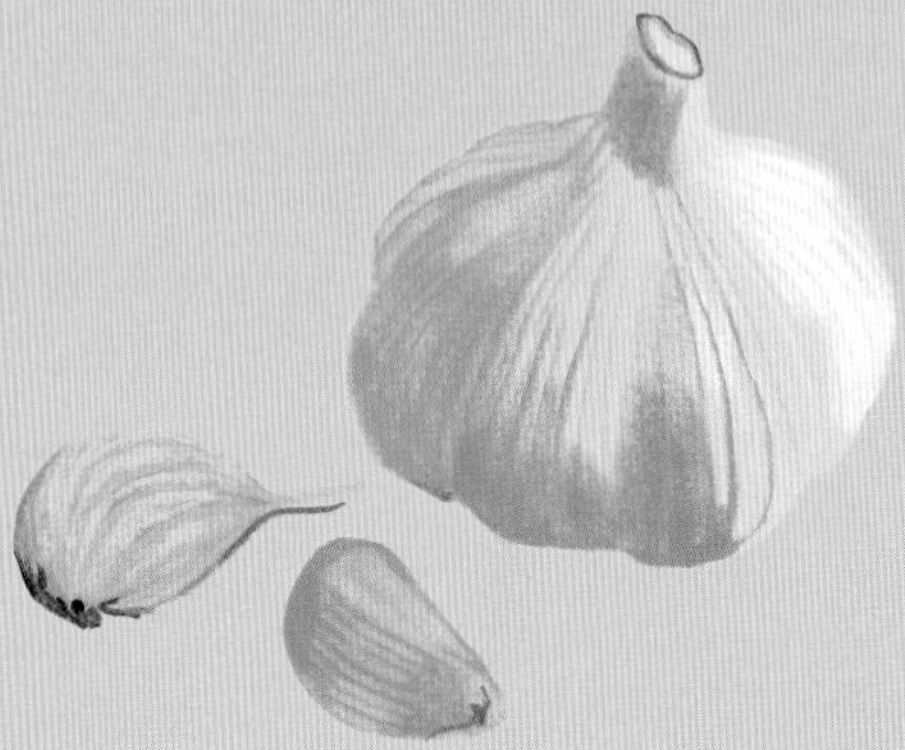

ニンニク

白色の球茎で小さめの野菜ですが、栄養素はたっぷり。ビタミンCやビタミンB_6などのビタミン類、マンガンなどのミネラル類も多く含まれています。うま味や香りづけはもちろん、肉や魚の油分、脂肪分を酸化から守る（抗酸化）作用も。若い茎葉はニンニクの芽とも茎ニンニクともよび、炒めものなどに利用します。

ニンニクに含まれている「アリシン」（長ネギにも含まれている）は、加熱すると「アホエン」に変化。血液をサラサラにするほか、美肌や抗菌作用、記憶力の向上や免疫力アップなどに効果があるといわれています。

冬の薬膳

冬の薬膳で大切なのは、
体を温める食材を取り入れること。
冬の邪である「寒邪」に耐え、
血の巡りを良くし、
来るべき春に備えて生命力を蓄えましょう。

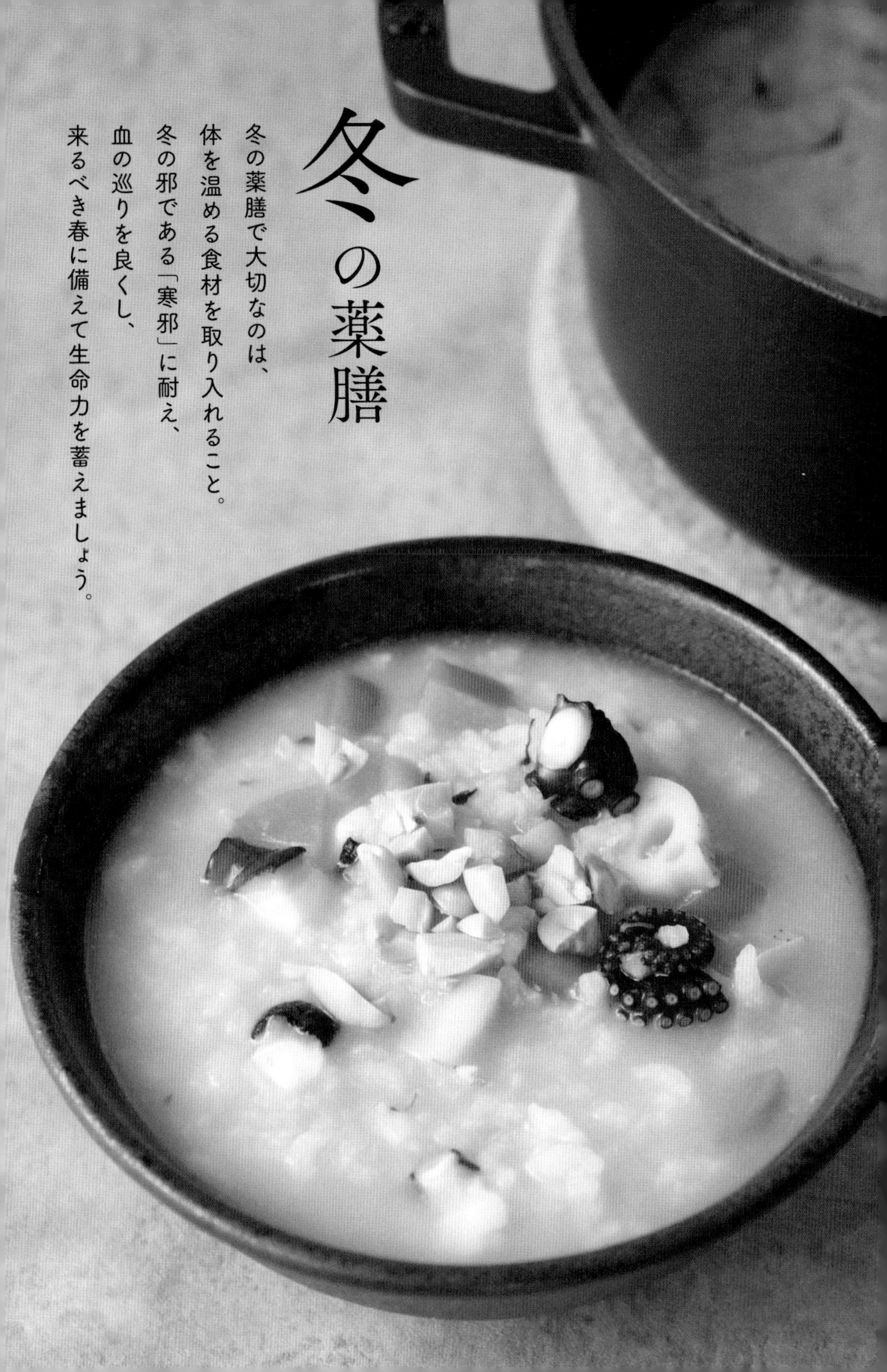

25

カキとニラの卵とじ

カキは陰を補う食材ですが、とくに生命力の源である「肝と腎」を養うといわれるパワーフードです。

体を温めるニラと組み合わせたこのレシピ、ご飯やうどんに乗せてもおいしいです。

材料(2人分)

カキ……150g
ニラ……1/2わ
卵……2個
かつおだし……1カップ
片栗粉……大さじ2
◉調味料
　しょうゆ……大さじ1と1/2
　酒……大さじ1
　みりん……大さじ1

作り方

1. カキに片栗粉と水少々をまぶして軽くもみ込んでから、水を替えて、汚れがなくなるまで洗う。水気を拭き、薄く片栗粉(分量外)をはたく。
2. ニラは2cmの長さに切る。卵は溶いておく。
3. 鍋にかつおだし、調味料を入れて煮立てたところに、カキとニラを入れる。
4. カキに八分通り火が通ったら卵を流し入れ、好みの固さになるまで煮る。

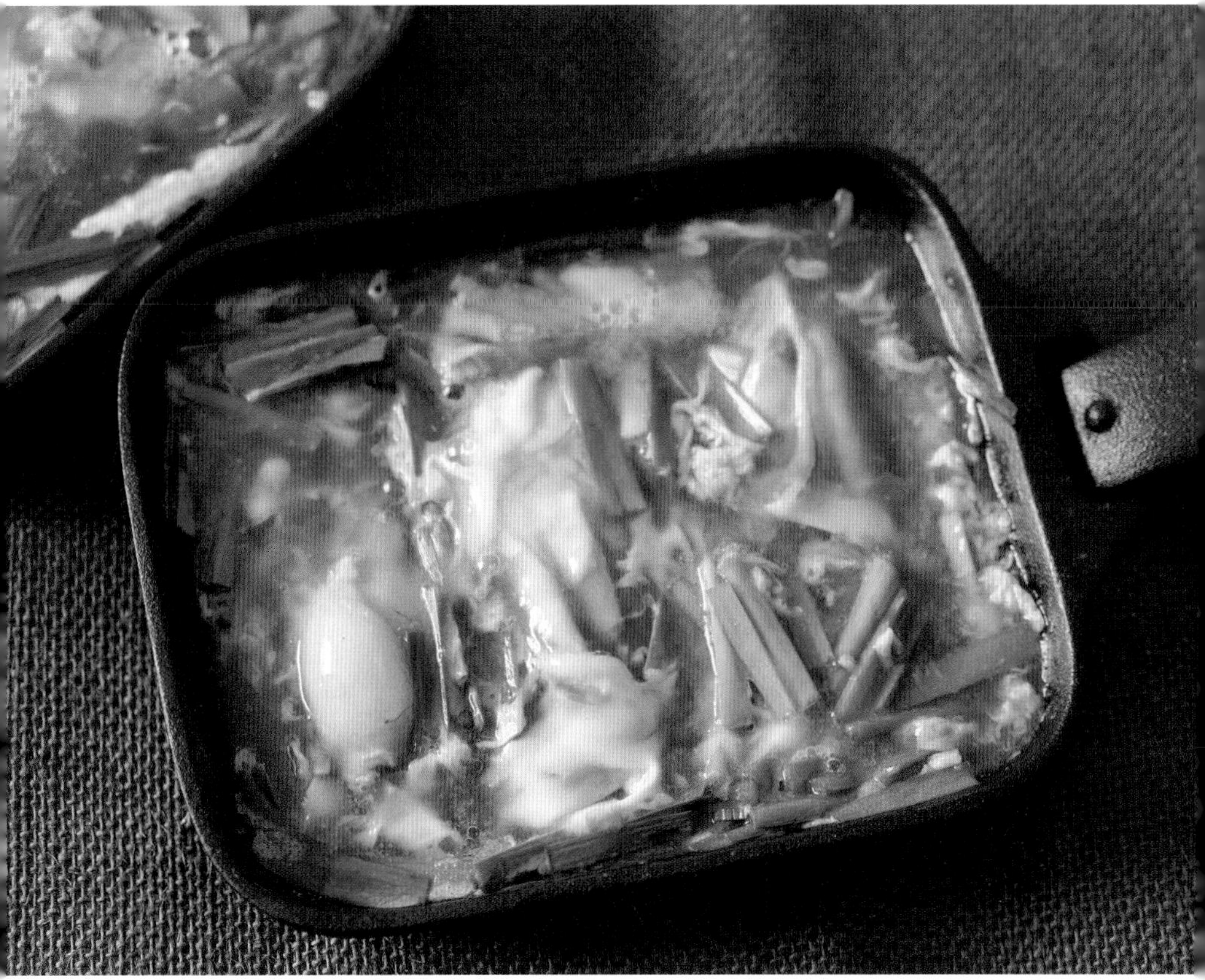

26

サケとピーマンのカレー炒め

体を温めるサケとピーマン、さらにさまざまな香辛料が入っているカレー粉を使うことで、
寒い日にはぴったりの炒めものに。
サケの替わりにアジやマスなどを使うこともできます。

材料（2人分）

サケ……2切れ（200g）
ピーマン……1～2個
タマネギ……1/4個
塩……少々
片栗粉……大さじ1
オリーブオイル……大さじ2
◉合わせ調味料
しょうゆ……大さじ1
みりん……大さじ1
酒……大さじ1
砂糖……大さじ1/2
カレー粉……小さじ1

作り方

1. サケは両面に塩を少々振り、10分ほど置いてから、一口大に切り、片栗粉をまぶす。ピーマンとタマネギは4㎜幅の千切りにする。
2. フライパンにオリーブオイルの半量を入れて弱めの中火にかけ、サケを火が通るまで焼き、いったん取り出す。
3. 残りのオリーブオイルを入れて中火にし、ピーマンとタマネギを炒める。しんなりしたらサケを戻し入れ、合わせ調味料を回しかけて火を強め、汁気がなくなるまで絡める。

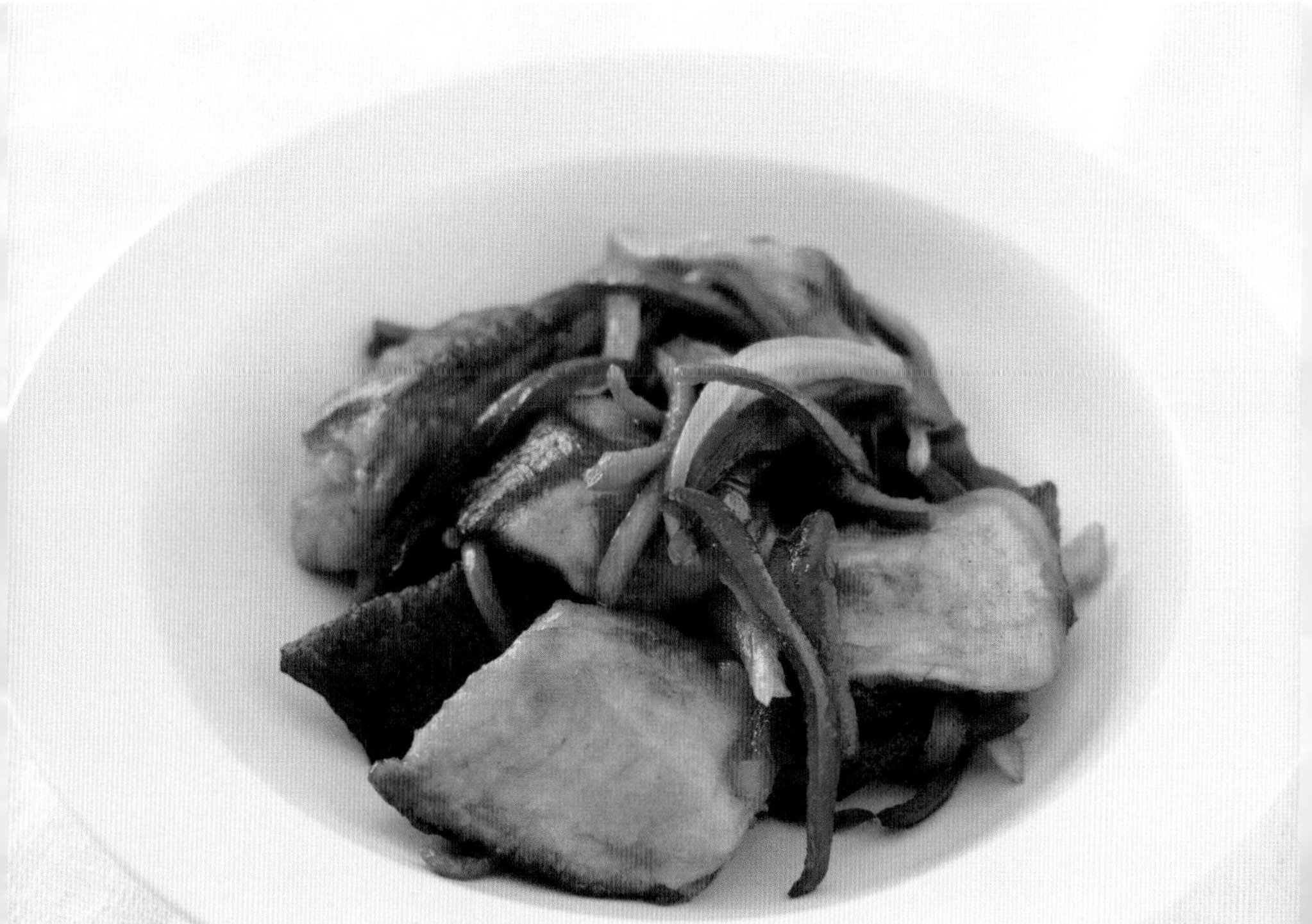

27

アジの水ギョーザ

薬膳では、アジは体を温める魚といわれています。

そのほか、イワシやサケも体を温めますので、お好みで選んでください。

ニラは陽の気を補い、血の巡りも整えるとされています。魚は焼いてもおいしくいただけますが、今回は水ギョーザにすることで、胃に優しく仕上げました。

材料（2人分）

アジ（三枚おろし）……100g
ニラ……10g
シイタケ……1枚
ギョーザの皮……10枚
おろしたショウガ……小さじ1/2
みそ……小さじ1

作り方

1. アジは皮をむき、腹骨と小骨を抜く。包丁で細かくなるまでよくたたく。
2. ニラとシイタケをみじん切りにする。ボウルにアジ、ニラ、シイタケ、みそ、おろしたショウガを入れて練る。
3. ②を10等分して、1人分の具が出ないようにギョーザの半周の皮部分に水をつけ、ひだを作ってくっつけて包み、熱湯で火が通るまでゆでる。

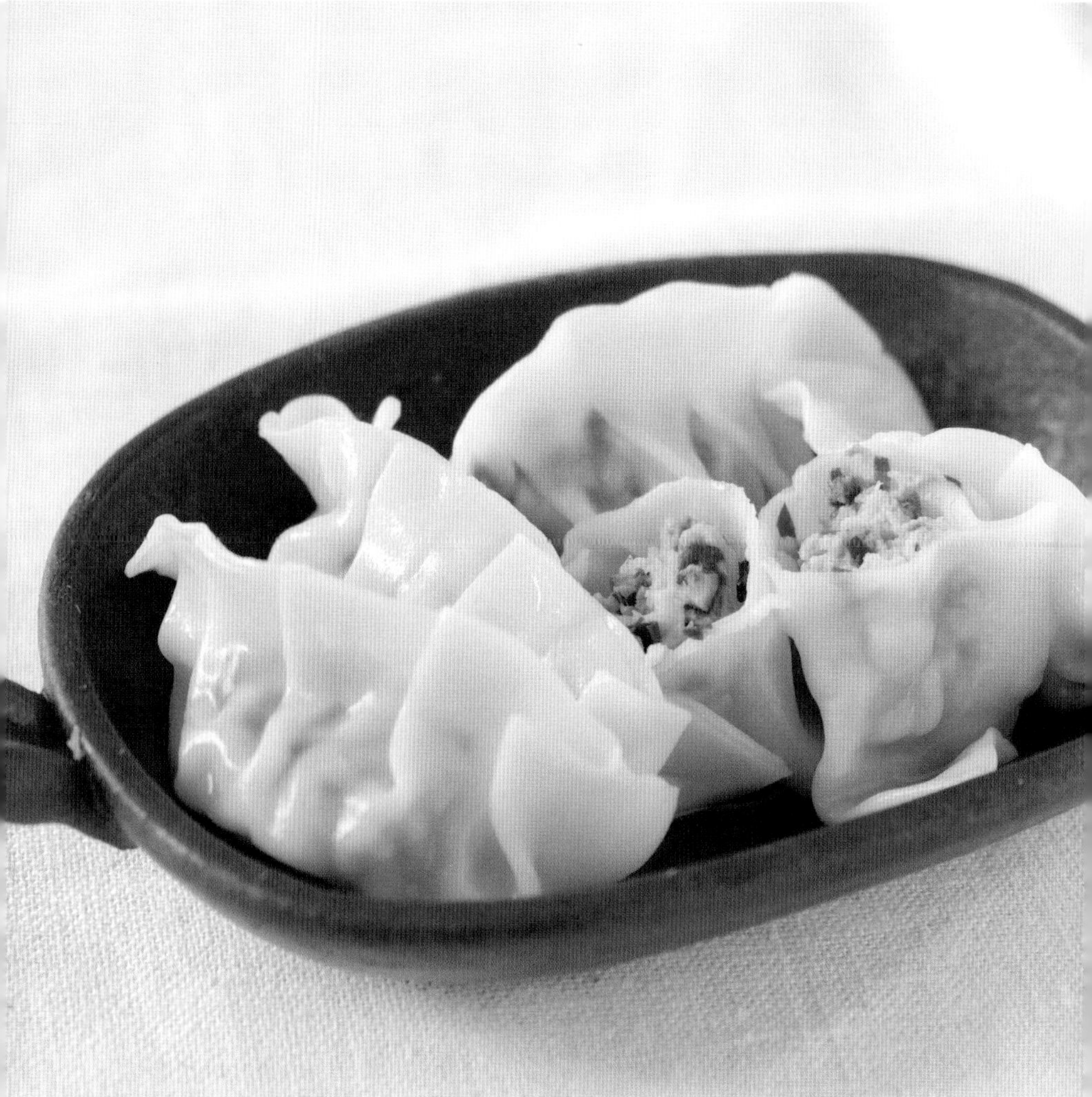

28

大根と鶏肉の八角煮

スパイスや香辛料などは体を温める作用が強いので、寒い時期にはおすすめです。

八角は冷えで関節などがギシギシするようなときや、おなかが冷えるときに使われる食材です。

シナモンにも同じような働きがあり、ともに料理や薬膳茶などによく使います。

材料（2人分）

大根……200g
鶏もも肉……150g
生シイタケ……3枚
酒……大さじ3
テンサイ糖……大さじ1.5
水……150ml

Ⓐ
- しょうゆ……大さじ1
- オイスターソース……小さじ2
- 八角……1個

ゴマ油……大さじ1

作り方

1. 大根は皮をむき、厚さ1cm・幅3～4cmのイチョウ切りにする。鶏もも肉と生シイタケも大根の大きさに合わせて切る。
2. フライパンにゴマ油を入れて熱し、鶏もも肉の表面を焼く。色が変わったら取り出し、大根を入れて焼く。軽く焦げ目がついたら酒を回しかけてふたをし、弱火にして5分ほど蒸し焼きにする。
3. 鶏もも肉を戻し入れ、生シイタケ、テンサイ糖、水を入れてふたをし、弱火で10分煮る。
4. Ⓐを入れて、火をやや強めの中火にし、煮汁が半分くらいになるまで煮絡める。

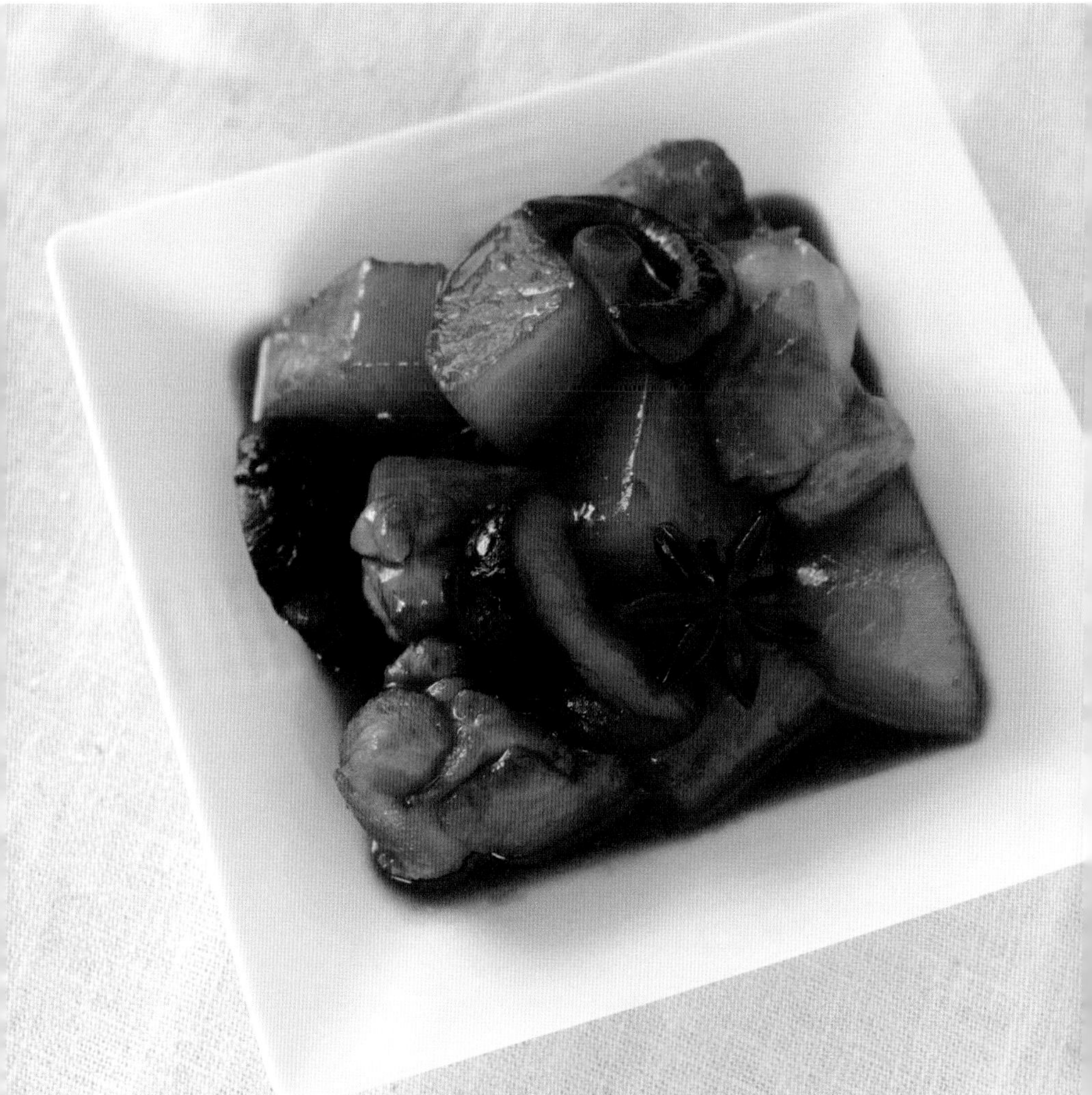

29

サクラエビとヤマイモのチヂミ

エビは陽の力を、ヤマイモは陰の力を与えてくれる、陰陽のバランスの取れた組み合わせです。生のエビを使うこともできますが、ここではサクラエビを使うことで香ばしくなります。

材料(2人分)

サクラエビ……10g
ヤマイモ*……100g
青ネギ……20g
小麦粉……60g
片栗粉……20g
溶き卵……1/2個分
水……1/2カップ
塩……ひとつまみ
ゴマ油……大さじ3
ポン酢しょうゆ……適量
*このほかナガイモ、大和イモなどお好きなもので。

作り方

1. ヤマイモは皮をむき、幅5㎜、長さ5㎝の拍子切りにする。青ネギは5㎜くらいの小口切りにする。
2. 小麦粉、片栗粉、溶き卵、水、塩を滑らかになるまで混ぜたら、①とサクラエビを加え、ざっくりと混ぜる。
3. フライパンにゴマ油を入れて中火にかけて熱し、②を流し入れて平らに広げる。両面をこんがりと焼き色がつくまで焼く。食べやすく切り分け、ポン酢しょうゆを添える。

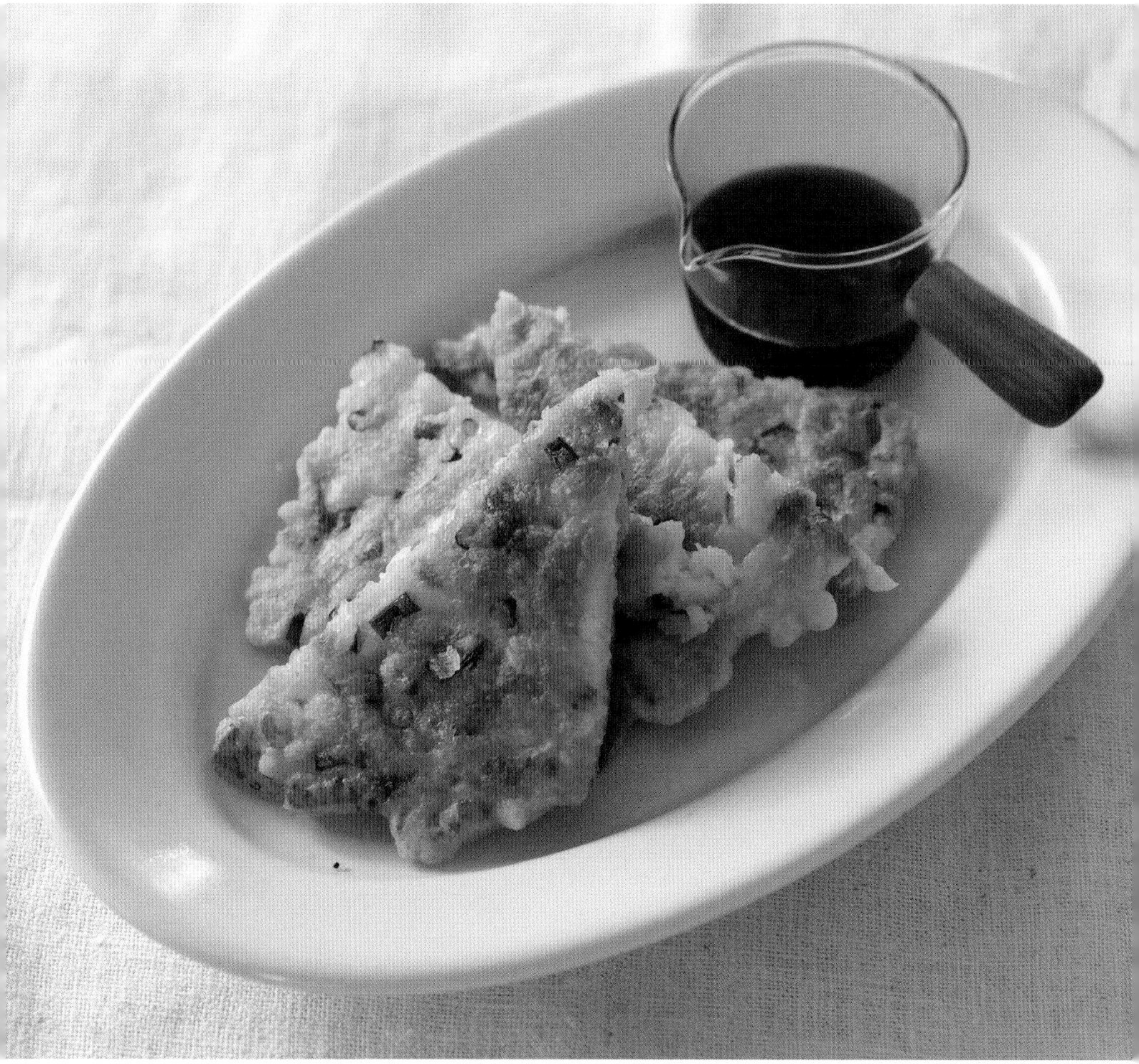

30

エビ団子のシェントウジャン*風スープ

薬膳ではエビは体を温める食材といわれています。ショウガ、パクチー、長ネギも体を温め、気を巡らせます。そこに血の巡りを整えるといわれる酸味をプラス。寒い季節におすすめのスープです。

＊台湾で朝食や軽食代わりに食べられている、豆乳を使った汁もの。

材料（2人分）

むきエビ……100g
長ネギ（みじん切り）……15g
パクチー……適量
おろしたショウガ……小さじ1/2
酒……小さじ2
片栗粉……大さじ1
塩……ひとつまみ
豆乳……300ml
黒酢……小さじ1
コンブ茶（粉末）……4g

作り方

1. エビは包丁でたたいて細かくする。ボウルにエビ、長ネギのみじん切り、おろしたショウガ、酒、片栗粉、塩を入れて、粘りが出るまで練る。6等分に分けて、丸めて団子にする。
2. 鍋に団子と水大さじ2（分量外）を入れてふたをし、弱火にかけて火が通るまで蒸し煮にする。
3. 豆乳とコンブ茶の粉末を入れ、沸騰直前まで温めて火を止める＊＊。よくかき混ぜながら黒酢を入れ、とろみがつくまで2分ほど、手早く混ぜ続ける。
4. 器に盛り、パクチーをちぎりながら乗せる。

＊＊豆乳は煮立てると凝固しやすい。

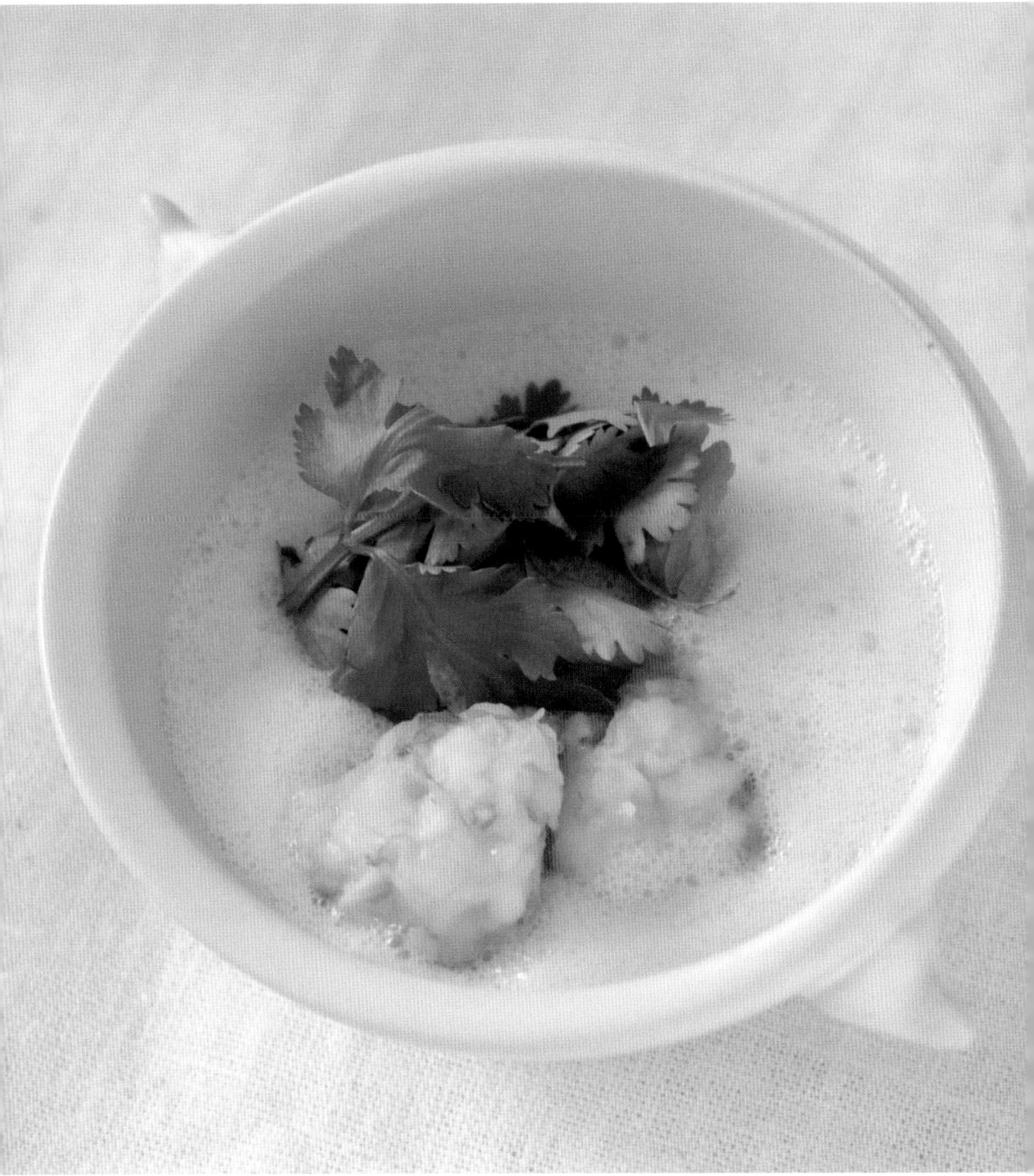

31

サトイモと鶏肉のみそグラタン

ハフハフしながら食べるグラタンほど体が温まるものはないですよね。
豆乳とみそ、さらに長ネギを入れて、和風&ヘルシー&カロリーオフのグラタンに。
ゴマ油の香りが食欲をそそります。
温める力をアップして、寒い季節を元気に楽しく過ごしましょう。

材料（2人分）

サトイモ……300g
鶏もも肉……100g
長ネギ……1/2本
ホワイトソース缶……1/2
白みそ……小さじ2
豆乳……100～150ml
パン粉……適量
粉チーズ……適量
ゴマ油……適量
ドライパセリ……適量

作り方

1. サトイモはよく洗って皮をむき、15分くらいゆでる。一口大に切る。
2. 長ネギは3cmの長さに切る。鶏もも肉は2cm角に切る。フライパンで鶏もも肉と長ネギを焼く。
3. ボウルにホワイトソース、白みそ、豆乳を入れてよく混ぜる。
4. 耐熱皿にサトイモ、鶏もも肉、長ネギを並べ、③をかける。パン粉と粉チーズを振り、ゴマ油を回しかけて、トースターでこんがりと焼き色がつくまで焼く。
5. ドライパセリを振る。

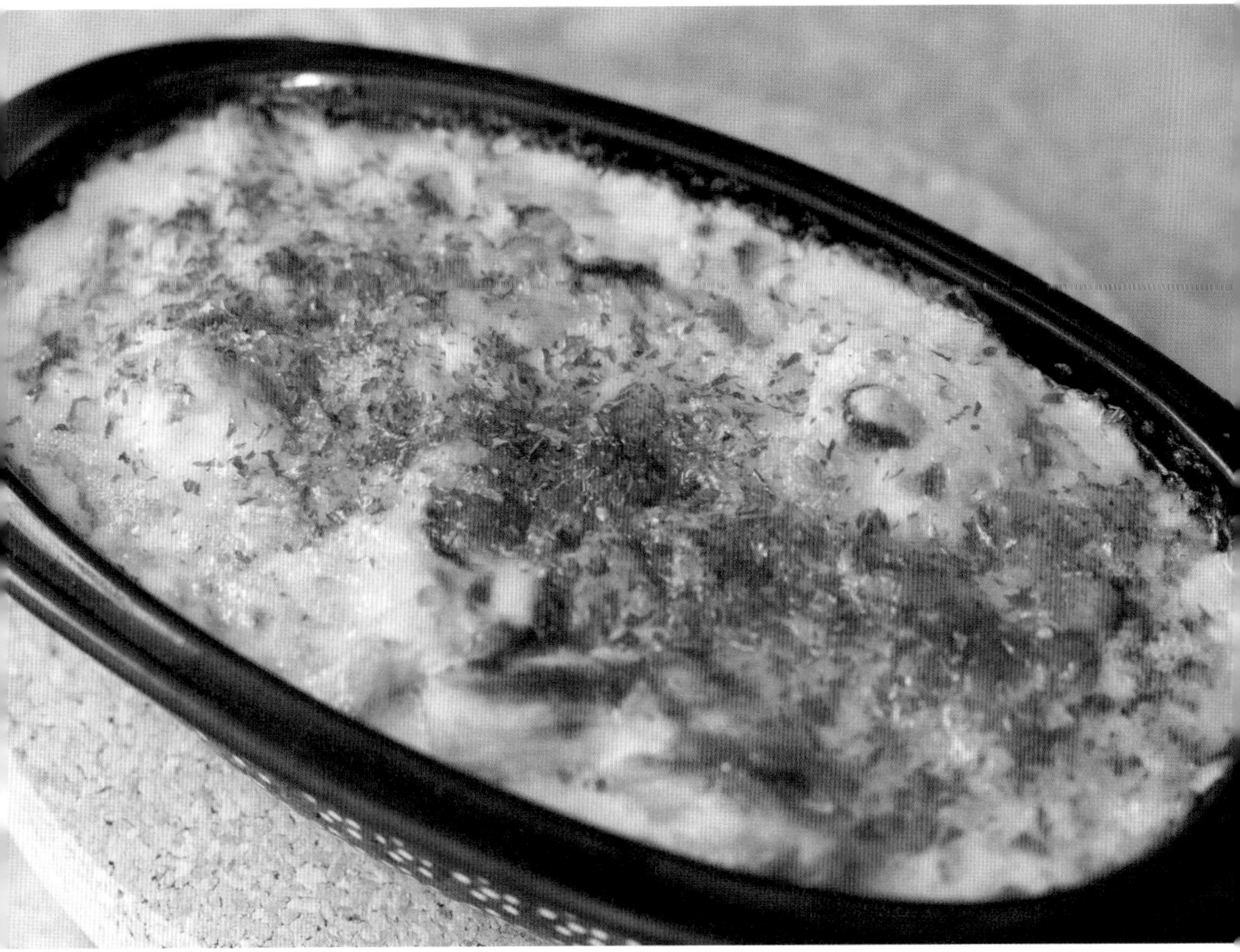

豚肉とショウガのそぼろ

そぼろは、作り置きしておくととっても便利。
ここでは、乾燥の季節に体に潤いを与えてくれる豚肉と、
温活食材のショウガをたっぷり使った絶品そぼろを紹介します。
おかゆに乗せてよし、チャーハンに混ぜてよし、お弁当にもよしの万能レシピです。

材料（2人分）

豚小間切れ肉……200g
ショウガ……20g
しょうゆ・砂糖・みりん……各大さじ1
酒・水……各大さじ3
ゴマ油……小さじ2

作り方

1. 豚肉は粗みじん切りに、ショウガは針に切る。
2. フライパンにゴマ油を入れて熱し、豚肉とショウガを入れて炒める。
3. 油が回ったら、しょうゆ、砂糖、みりん、酒、水を入れて、汁気がなくなるまで煮詰める。

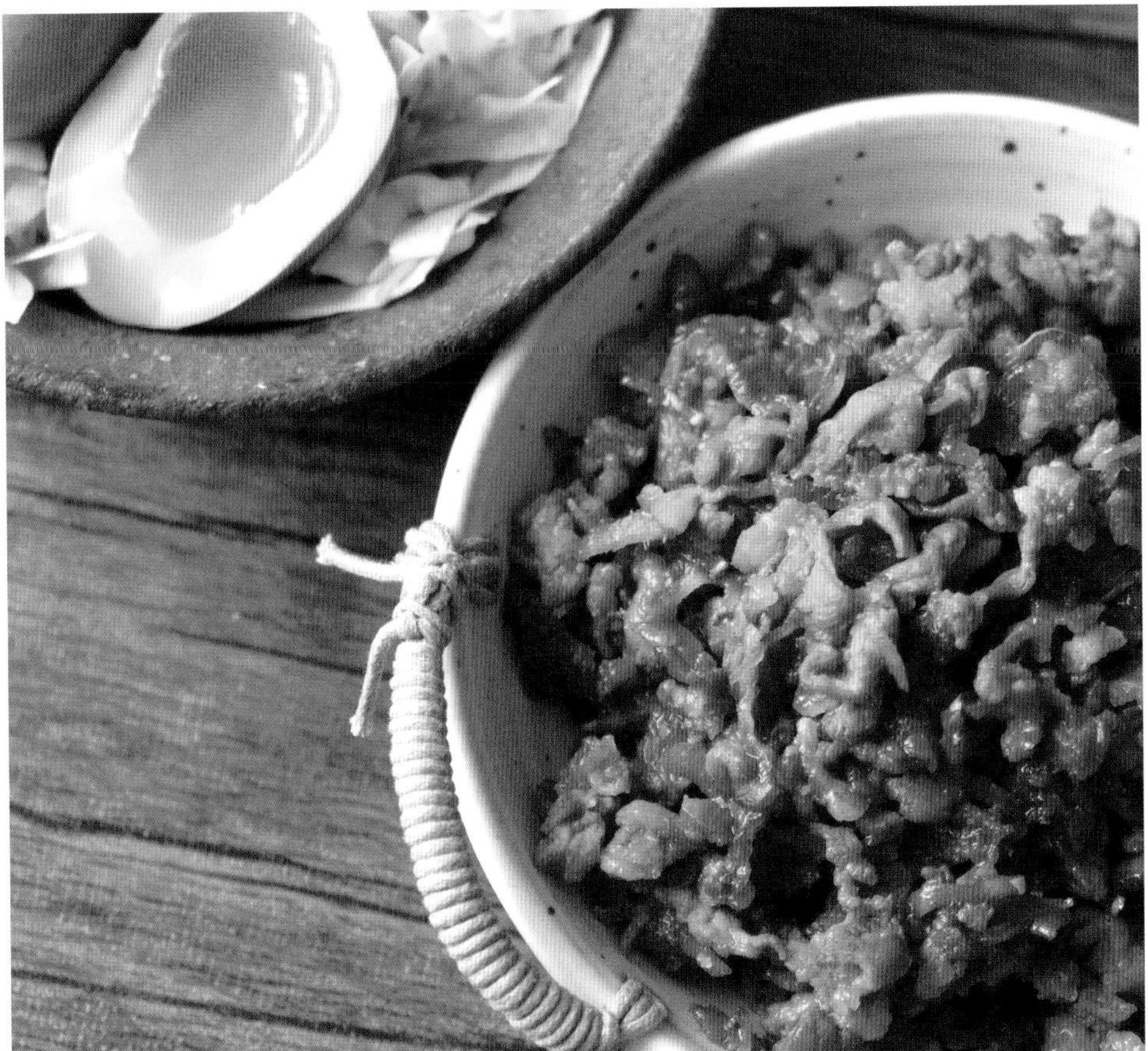

驚いたことに、実に87%もの方が
「冷えがある」とのこと＊。うち半数以上が「冬だけでなく夏も」、
3分の1が「1年中」冷えるという結果も。
ここでは、いくつかの質問にお答えします。

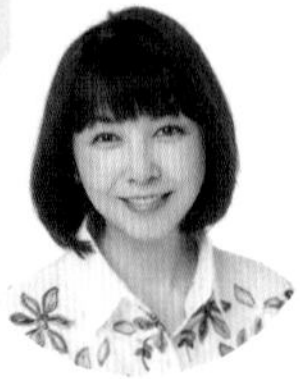

＊食べもの通信社調べ

冷えのお悩み、解決します

Q 生理痛がひどくて、真夏でもおなかにカイロを貼っています。日ごろの食事で気をつけることは？（40代女性）

A ストレスからの気の滞りかも。

「不《ふ》通《つう》則《そく》痛《つう》」という言葉があります。「痛みがあるところには滞りがある」という意味です。気の流れが悪くなると、血の流れも悪くなる。血の流れが悪くなると冷えが生じ、東洋医学ではそこに痛みが発生すると考えます。

気の流れの滞りは、ストレスによることも多いです。ジャスミンやチンピ（ミカンの皮）などのお茶がおすすめ。血の流れを良くするにはベニバナやターメリック、ヨモギなどのほか、黒ゴマ、黒砂糖、クリも。

ただし、ひどい生理痛がある場合、子宮内膜症や子宮筋腫などの可能性もあります。医師の診察を受けて、異常がないかを確かめてくださいね。

Q 年齢別の冷え対策を教えてください。（40代女性）

A 若いうちは香辛料ＯＫ。年齢が上がるにつれて、体が潤うものを適度に。

体の陰陽のバランスを考えてみましょう。水の入った鍋が火にかかっているところを想像してください。火力は温める力＝陽の気、水は冷却力＝陰の気です。

一般的に、若い体にはなみなみと水があり、それを温めるのに十分な火力もあります。寒さにさらされて冷えたとしても（鍋の水が増えても）、水を代謝する力もあり、食事や運動などで火力を一時的に強火にすればバランスは整います。

ですが、年齢が上がってくると、陰も陽もともに減ってきます。鍋の水は少なく、火力は弱火といったところ。ここで「冷えたから火力を一気に強める」と、鍋の水はあっという間に蒸発してしまいます。

このイメージを薬膳に当てはめると……。若い頃には香辛料をしっかり効かせた食事（トウガラシやショウガがたっぷり入った火鍋《ひなべ》など）で体を温めるのも良いでしょう。ですが、年齢が上がってきたら、刺激の強いものを食べすぎると、一時的に温まってもそのあとに「体の渇き」が。肌がカサついたり、便秘になったりなどと、冷えと違う不調が出てくるのです。

とくに更年期以降は、胃腸を労わりながら「トロ火」で温めると同時に、体が潤うものを適度に。八角やクローブ、フェンネルなどは、辛くないのに温まるスパイスでおすすめです。

Q 子どもに食べさせたほうがいいもの、控えたほうがいいものは何でしょうか。（40代女性）

A 冷えがあれば、冷たいものや甘いもの、脂っこいものは避けて。

本来、子どもは陽気にあふれているものです。ほんの2～3kgで生まれて、思春期までに何倍にも成長するのですから、生命力はすごいですね。

ですので、本来子どもはあまり冷えないものですが、一つだけ。

五臓のうちの「脾《ひ》」（P15）が、子どもは未発達で弱いとされています。「脾」とは、いわゆる消化機能全般のこと。ちょっと体調が悪いとおなかを下したり、戻したりしますね。

また、冷たいものや甘いものの食べすぎ、油のとりすぎなどが「気」の流れを阻害して、本来の「陽の気」の巡りを妨げることも。あまり外遊びをしないお子さんだと、運動不足が原因だったりします。

お子さんに冷えがあれば、刺激の少ない消化の良いものを食べさせ、冷たいものや甘いもの、脂っこいものは避ける。もち米やカボチャ、サツマイモやジャガイモなどの芋類、キャベツやブロッコリーなどの菜花系のもの、鶏肉などはおすすめです。蒸したり煮たりして、温かい料理にしてください。

冷えと肥満に関係はありますか。（50代女性）

水太りや下半身太りの場合は、冷えが原因かも。

薬膳では、肥満は体に水分がたまったり、体内での栄養分の巡りや代謝が悪いために、「痰湿《たんしつ》」という良くないものが滞った状態と考えます。

もともと「気」が弱くて温める力がないために、「痰湿」がたまって肥満になった場合は、冷えも生じます。水太りとか、下半身太りなどとよばれるケースです。ぽちゃっとして、食事制限をしてもなかなか痩せないというタイプですね。その場合は、そもそもの「気＝生命力」が足りない状態なので、クルミやエビ、鶏肉、ヤマイモ、シイタケ、大豆、黒豆、小豆など、陽気を養うものを食べます。しっかりと気を補ってから、運動などに取り組むと良いでしょう。

肥満でも固太りといって、体格が良く、声が大きく、活動的でよく食べるというタイプの人もいます。この場合は、逆に体にたまった「痰湿」に熱がこもってしまっていることも。冬でも薄着で、やたら暑がって汗をかいているタイプですね。そういう方は、熱を尿や便と一緒に排出するものを食べましょう。ハトムギ茶や緑茶、豆腐、ハクサイやセロリ、キュウリなどがおすすめです。

Q 寒いから、と温めると顔だけほてります。（40代女性）

A 気の巡りを良くするものを食べてください。

陰は下半身に降りやすく、陽は頭部へと上昇しやすい性質を持っています。気の巡りが悪いと全身にまんべんなく陰陽を巡らせることができず、上半身と下半身のバランスが崩れてしまうのです。風呂を沸かしたとき、上は熱いのに下はまだ水、ということがありますよね。そんなイメージです。

気の巡りを良くすることが大事です。チンピやジャスミン、バラのつぼみなどをお茶に入れたり、ミカンやオレンジなどのかんきつ類が良いですよ。ラッキョウやタマネギもおすすめです。

ひどいときは漢方薬局で相談して、漢方薬を選んでもらうと良いかもしれません。

Q 冷え切った足を瞬時に温める方法はありますか。（50代男性）

A 少し熱めのお湯につかって。

タライの中に42～43℃のちょっと熱めのお湯を、足の甲がヒタヒタにつかるくらい入れて、3分くらいつかります。一気に温まりますよ。

Q 冷えを感じたときのツボはありますか。（40代男性）

A ゆっくり呼吸しながら「関元《かんげん》」を押してください。

気と血の流れを良くして、温め力を上げるツボに「関元」というのがあります。

指を4本そろえて、人差し指はおへそに。そのときの小指の位置が「関元」です。そこに中指と薬指をそろえて当てて、おなかいっぱいに息を吸って、ゆっくり吐きながら押していきましょう。これを4〜5回繰り返してください。

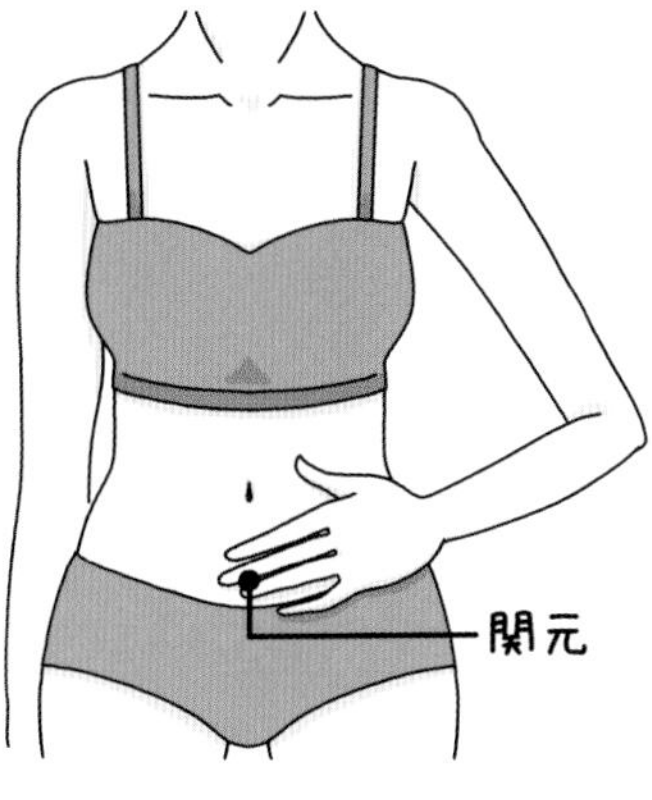

おわりに

薬膳の大本である東洋医学には、「先天の精」という言葉があります。人は誰しも生まれ落ちたときに、持って生まれた生命力があります。体格、体質、体力、性格など、人は千差万別でおのおの違います。その人固有の体が持つトータルの生命力を「先天の精」というのです。

生まれつき頑健で、暴飲暴食不摂生を尽くした割に、これといって病気をすることもなく平均以上に長生きする人もいれば、生まれつき虚弱で、養生を重ねていても病気がちの人も。また、いかにも元気と思われていた人が突然亡くなったり、あれこれ持病を抱えながら長く生きる人もいます。

しかし、自分がどれくらいの精を背負っているかは実のところわかりません。そう考えると、先天の精とはどうにも不公平なものですね。

もう一つ「後天の精」という言葉があります。こちらは文字どおり後天、つまり生まれてから生きていく間に、みずからの意思で養う精のこと。

薬膳ならば、まさに日々の食事によって後天の精を養います。そのほかにも適度な運動や睡眠、ストレスの解消など、養生に努めることで健康の維持を図ります。

先天の精は生命力のストック、いわば銀行に預けている貯金のようなもの。後天の精はフローで、月々の収入のようなものですね。先天の精は確かに不公平ですが、後天の精はそれぞれの考え方と行動次第です。

若いときにはもともとの生命力があふれており、少々の無理をしてもカバーできるので、生命力のストックとフローのバランスをあまり考えなくてもなんとかなります。しかし歳とともに、ストックも、フローも減る。それぞれをいかにうまく配分し、より健康な状態を永らえていくかという問題に、いやが応でも直面することになります。

長寿社会の今、平均寿命は大きく伸びました。そんな今だからこそ、ただ長く生きるだけではなく、生活の質をより維持した状態で長生きしたいという願いが強まっています。

もちろんどんなに努力しても病気になるときはなりますし、そもそもの先天の精の不平等を思えば、個々の努力などむなしく思うこともあるかもしれません。私自身、脳梗塞や乳がんを患い、たまたま早期発見で事なきを得たものの、発見が遅ければどうなっていたかと思うと、人生とは諸行無常とも思います。

でも仮に病を得ても、その病と向き合い、時に戦い、時に共存しつつ「自分らしい生き方とは何だろうか」と見つめている人たちと出会うと、日々の養生によって少しでも体調を健やかに保とうとする努力には、尊いものがあると感じます。

病でもうそんなにたくさんは食べられないとしても、たった一口の果物を、たった一口のスープを「ああおいしい」と感じるとき、人は大切な時間を生きています。

体質や体調に合わせて食べること、とくに体を温めて血流を整えるのを意識すること。これは温活薬膳の基本ですが、**本当に大切なことは「味わって食べる」「おいしいと心から感じながら食べる」**ことです。

味わって、おいしいと感じることができるのは素晴らしいことです。そうやってありがたく食べていると胃が満足し、体がポカポカしてきて、気持ちも元気になる――。これが「温活薬膳」の目指すところです。

薬膳は、修行ではありません。体のために我慢して食べるのではなく、いかにおいしく食べて、食の喜びに感謝しつつ体を温めるかを考えるものです。

1日2回もしくは3回、「さあ何を食べようか」と思うとき、心と体を癒やすご飯をおいしく食べることを心がける――。

口福は幸福。あなたの幸せはあなた自身の中にきっとありますよ！

麻木久仁子

おわりに

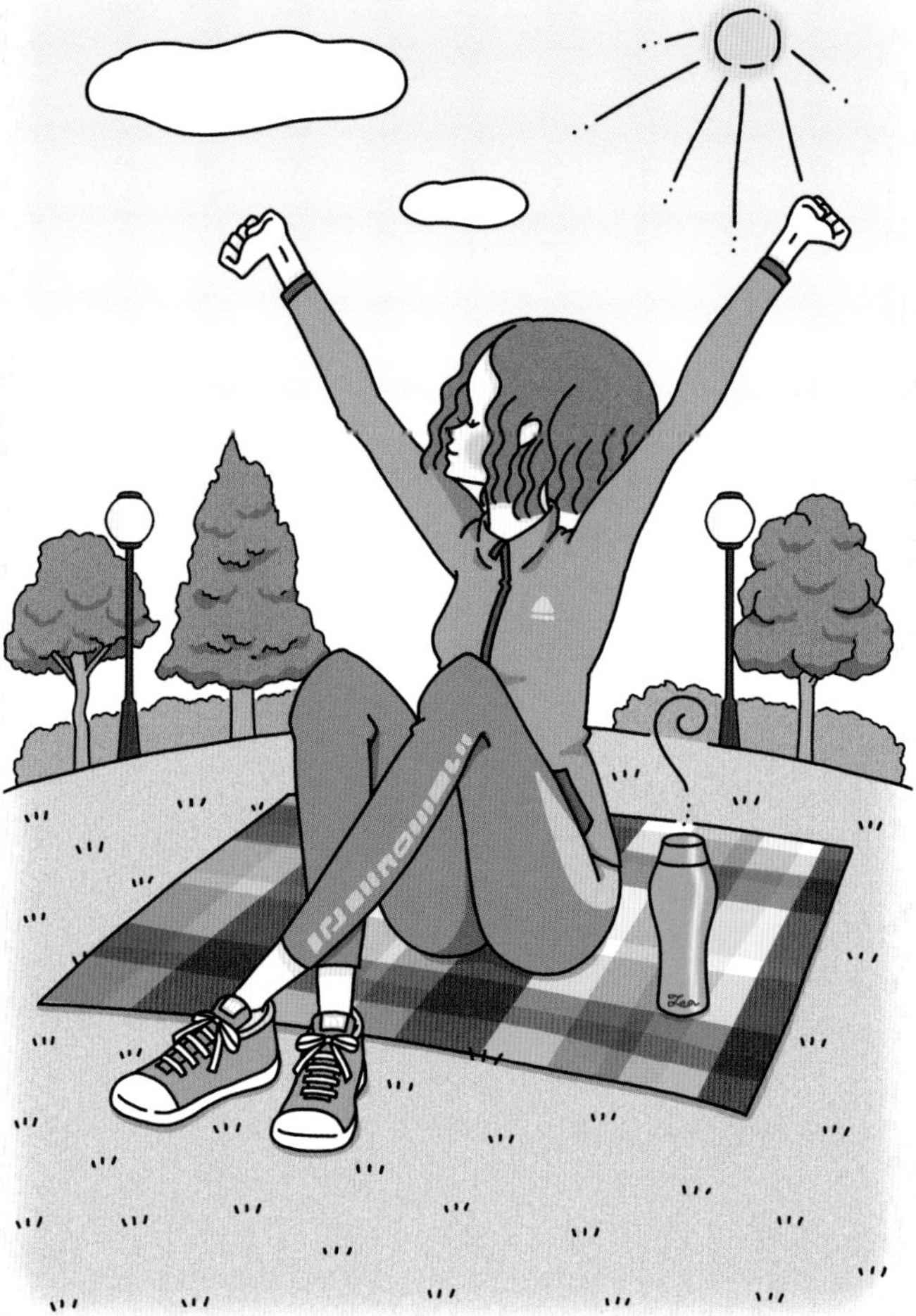

本書のレシピの一部は、月刊『食べもの通信』2019年8月号～2021年6月号の掲載原稿に加筆・修正を加えたものです。

麻木久仁子（あさぎ くにこ）
1962年生まれ。テレビ番組などで司会者、コメンテーターとして活躍。バラエティ番組への出演機会も多い。2010年暮れに脳梗塞を発症。2012年初期の乳がんを手術。国際薬膳師（中国薬膳研究会認定）、国際中医師（世界中医薬学会連合会認定）、温活指導士（一般社団法人 日本温活協会認定）。著書は『一生、元気でいたいから 生命力を足すレシピ』（文響社）、『ゆらいだら、薬膳』『おひとりさま薬膳 還暦からのごきげん食卓スタイル』（光文社）。

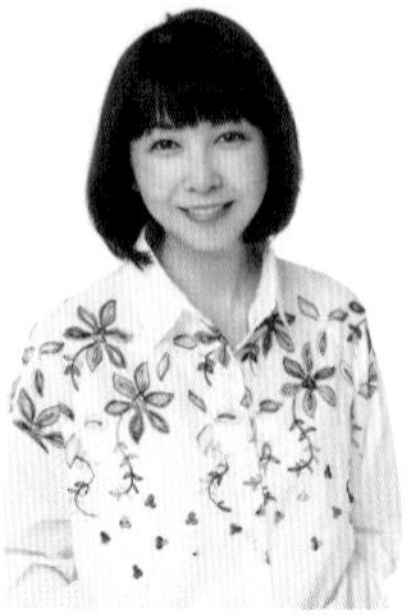

装幀・デザイン　吉良久美
校正　春田 薫
撮影　麻木久仁子
イラスト　森 まり
編集担当　下村理沙

からだ整う　温活薬膳ごはん

2023年1月30日　第1刷発行
2023年3月30日　第2刷発行
発　行　株式会社食べもの通信社
発行者　千賀ひろみ
〒101-0051 東京都千代田区神田神保町1-46
電話 03-3518-0621　FAX 03-3518-0622
振替 00190-9-88386
ホームページ http://www.tabemonotuushin.co.jp/
発売　合同出版株式会社
印刷・製本　株式会社誠晃印刷

■刊行図書リストを無料進呈いたします。
■落丁・乱丁の際はお取り換えいたします。

ISBN 978-4-7726-7715-8　NDC 596　210 × 148